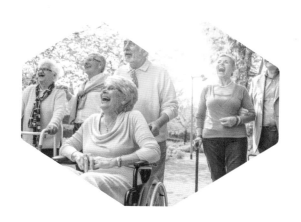

中老年健康
枕边书

柴瑞震 主编

U0385950

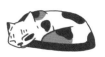

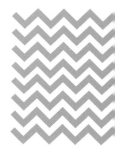

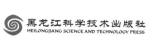

黑龙江科学技术出版社
HEILONGJIANG SCIENCE AND TECHNOLOGY PRESS

图书在版编目（CIP）数据

中老年健康枕边书/柴瑞震主编. —— 哈尔滨：黑
龙江科学技术出版社，2022.1
ISBN 978-7-5719-1186-7

Ⅰ.①中… Ⅱ.①柴… Ⅲ.①中年人－保健－基本知
识②老年人－保健－基本知识 Ⅳ.①R161

中国版本图书馆 CIP 数据核字 (2021) 第 212845 号

中老年健康枕边书
ZHONG-LAONIAN JIANKANG ZHEN BIAN SHU

主　　编　柴瑞震
策划编辑　深圳·弘艺文化 HONGYI CULTURE
封面设计
责任编辑　马远洋
出　　版　黑龙江科学技术出版社
地　　址　哈尔滨市南岗区公安街 70-2 号
邮　　编　150007
电　　话　（0451）53642106
传　　真　（0451）53642143
网　　址　www.lkcbs.cn
发　　行　全国新华书店
印　　刷　哈尔滨市石桥印务有限公司
开　　本　710mm×1000mm　1/16
印　　张　15
字　　数　230 千字
版　　次　2022 年 1 月第 1 版
印　　次　2022 年 1 月第 1 次印刷
书　　号　ISBN 978-7-5719-1186-7
定　　价　45.00 元

　　健康长寿，是每个人尤其是中老年人的美好愿望。生活中，我们总会接触到一些中老年人，他们当中有些年纪不太大的，身体却很差，带着一身病。但也有些高龄老年人，身体却很硬朗。这是为什么呢？事实上，人的身体状况不仅仅取决于他们自身的体质，还与后天的保养有关。随着年龄的增长，人到中老年以后，整个生理状况乃至各个器官功能都发生了很大的变化。这时候，中老年人除了要积极锻炼身体、强壮体格外，合理的膳食安排也非常重要。

　　中老年人的饮食选择及安排，不能等同于普通的成年人，而应有其独特的需要和禁忌。因此，我们要树立科学的观念，根据中老年人的生理特点和营养需求，把食物的特性同老年人的身体状况、消化能力和生活条件等因素结合起来，进行合理安排，做到膳食结构合理，营养需求平衡，从而最终达到强身健体、延年益寿的目的。

　　除了饮食方面，日常生活起居、运动、性、心理等方面都对中老年人的健康有重要影响。本书从科学的理念出发，分析中老年人的身心变化，从科学饮食入手，提出保证中老年人健康的膳食原则及饮食细节，让中老年人从四季、体质、五脏、职业等方面进行饮食调养，为健康树立起坚实的屏障。

　　同时，提出中老年人在生活起居方面要注意的细节、适合中老年人的运动、中老年人心理健康调适方法等，让中老年人不仅身体健康，心理也健康，有助于延年益寿。

最后，本书还列举了中老年人常见疾病预防和调理方案，从疾病介绍，到预防措施，再到饮食调理和穴位保健，让中老年人远离疾病的困扰，促进身心健康。

　　希望本书能对中老年人的健康之路提供帮助，让更多的中老年人生活得更健康！

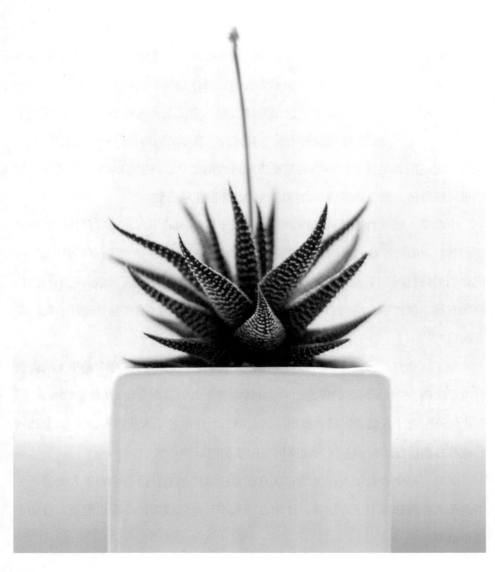

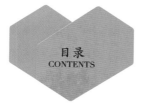

目 录
CONTENTS

PART 01
中老年身心变化

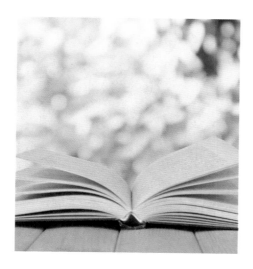

PART 02
科学饮食，是中老年健康的保证

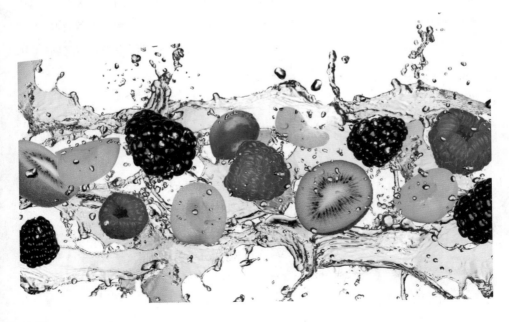

PART 03
生活起居要有序，细节保健康

PART 04

适度运动，为健康护航

PART 05

"性"福甜蜜，有益健康

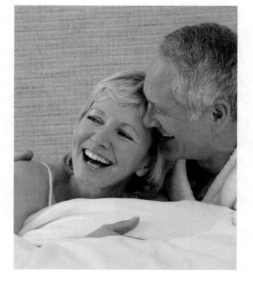

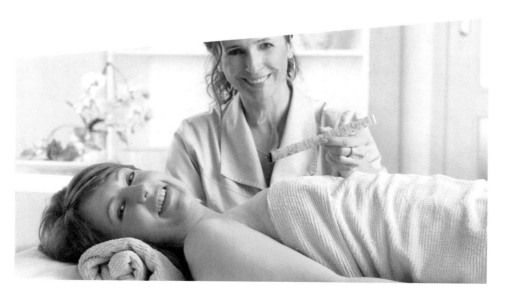

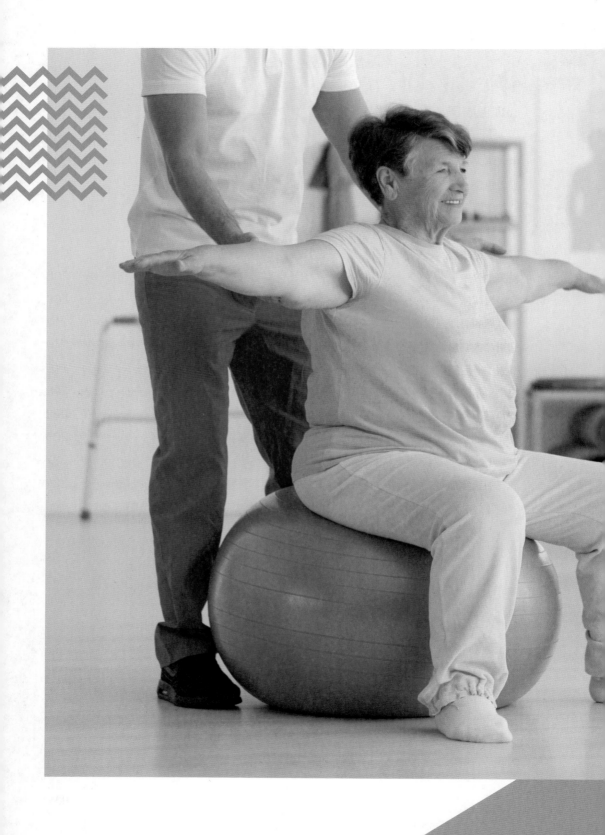

PART
01

中老年身心变化

1. 中老年生理性衰老

人在成年以后就开始衰老，50 岁前衰老的速度是较慢的，50 岁以后衰老的速度加快。衰老导致身体发生变化，如形体、外貌和内脏器官功能的变化。

人体结构成分的衰老变化

水分减少

60 岁以上老年人全身含水量，男性为 51.5%（正常为 60%），女性为 42.0% ~ 45.5%（正常为 50%），主要表现为细胞内含水量由 42% 降至 35%。所以老年人用发汗退热药要注意发生脱水。

脂肪增多

随着年龄的增长，新陈代谢逐渐减慢，耗热量逐渐降低，因此摄入的热量常高于消耗量，所余热量即转化为脂肪而储积，使脂肪组织的比例逐渐增加，身体逐渐肥胖。人体脂肪含量与水含量呈反比，脂肪含量与血总胆固醇含量呈平行关系，因此血脂随增龄而上升。

细胞数减少，器官及体重减轻

细胞减少随增龄而逐渐加剧，75 岁老人组织细胞减少约 30%。老年人细胞萎缩、死亡及水分减少等，致使人体各器官重量和体重减轻，其中以肌肉、性腺、脾、肾等减重更为明显，细胞萎缩最明显的是肌肉，肌肉弹性降低、力量减弱、易疲劳。老年人肌腱、韧带萎缩僵硬，致使动作缓慢，反应迟钝。

器官功能下降

主要表现在各器官的储备能力减少、适应能力降低及抵抗能力减退等。

三大代谢平衡失调

在代谢方面，青年期的特点是进行性、同化性和合成性，而老年期的特点则是退行性、异化性和分解性，这种倾向通常在衰老症状出现前就已开始了。

糖代谢的变化

老年人糖代谢功能下降，有患糖尿病的倾向。研究证明，50 岁以上糖代谢异常者占 16%，70 岁以上异常者占 25%。

脂代谢的变化

随着机体的老化，不饱和脂肪酸形成的脂质过氧化物易积聚，后者极易产生自由基，血清脂蛋白也是自由基的来源。随着年龄的增长，血中脂质明显增加，易患高脂血症、动脉粥样硬化、高血压及脑血管病。

蛋白质代谢的变化

蛋白质代谢的衰老变化是人体生理功能衰退的重要物质基础，随着增龄，血清白蛋白含量降低，总球蛋白增高，而且蛋白质分子可随增龄而形成大而不活跃的分子，蓄积于细胞中，致使细胞活力降低、功能下降。老年人蛋白质代谢分解大于合成，消化、吸收功能减退。

无机物代谢的变化

老年人细胞膜通透功能减退，离子交换能力低下，最显著的无机物异常代谢表现为骨关节性，尤以骨质疏松为甚。

适应能力的变化

老年人对内外环境改变的适应能力下降，做体力活动时易心慌气短，活动后恢复时间延长；对冷、热适应能力减弱，夏季易中暑，冬季易感冒。一些年轻人很易应付的体力、脑力劳动，老年人常难以负担。由于体位适应能力减退，老年人血压波动大，代谢能力低下，高血糖或高血钙均持续时间较长，可见老年人的内环境稳定性较年轻人低。

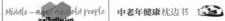

2. 中老年人各系统的老化

老年人各系统的老化包括外表形态、感觉器官、呼吸系统、循环系统、消化系统、泌尿系统、内分泌系统、神经精神系统、运动系统、免疫系统的改变。

皮肤的老化

皮肤是保持身体正常生理活动的第一道防线，从面积而论，皮肤是人体最大的器官。老年人皮肤的触痛、温觉减弱，反应性减弱，对不良刺激的防御功能降低，再生和愈合能力减弱，通常在 40 岁左右皮肤开始出现老化特征。

毛发改变

毛发失去光泽，头发脱落，眉毛、鼻毛变白脱落。

皮肤

老年人皮肤因皮脂腺分泌减少而无光泽、易裂、瘙痒，由于表面粗糙、松弛、弹性降低而出现皱纹，下眼睑肿胀形成眼袋，皮肤毛细血管减少、脆性增加、易出血（老年性紫癜）。随着增龄，皮肤神经末梢的密度显著减少，致皮肤调温功能下降，感觉迟钝，脂褐素沉积形成老年斑。

感觉的变化

随着增龄、机体的细胞数减少，组织器官发生退行性变，致多种生理功能减退，如听力下降，视力减退、视野变小，嗅觉不灵，感觉迟钝，行动迟缓，步履蹒跚，对周围环境的适应能力降低，易发生感染性疾病，因而人们会用"老态龙钟""老气横秋"等形容词来形容老年人因衰老所表现出的缺乏朝气的状态。

呼吸系统的老化

鼻

鼻软骨弹性减低，黏膜及腺体萎缩，鼻腔对气流的过滤和加温功能减退或丧失，加重下位气道的负担，使整体气道防御功能下降。

咽

咽黏膜和淋巴细胞萎缩，易引起上呼吸道感染。

气管、支气管

支气管黏膜萎缩，弹性组织减少，纤维组织增生，黏膜下腺体和平滑肌萎缩，支气管软骨钙化、变硬，管腔扩张，小气道状细胞数量增多，分泌亢进，黏液潴留，气流阻力增加，易发生呼气性呼吸困难，常使小气道萎陷、闭合。由于管腔内分泌物排泄不畅，发生感染的机会增多，内径变大呈桶状。

胸廓

因肋骨、脊柱钙化而变硬，黏膜上皮及黏液腺退化，管腔扩张，前后径变大呈桶状。

肺

肺泡壁变薄，泡腔扩大，弹性降低，肺组织重量减轻，呼吸肌萎缩，肺弹性回缩力降低，导致肺活量降低，残气量增多，纤毛运动功能退化，老年人咳嗽和反射功能减弱，使滞留在肺的分泌物和异物增多，易感染。

循环系统的老化

心脏

心脏增大，80岁时左心室比30岁时增厚25%，心肌细胞纤维化，脂褐素沉积，胶原增多，淀粉样变，心肌的兴奋性、自律性、传导性均降低，心瓣膜退行性变和钙化，窦房结 P 细胞减少，纤维增多，房室结、房室束和束支都有不同程度的纤维化，导致心脏传导障碍。

血管

随着增龄，血管动脉内膜增厚，中层胶原纤维增加，造成大动脉扩张而屈曲，小动脉管腔变小，动脉粥样硬化，由于血管硬化，可扩张性小，易发生血压上升及体位性低血压。

消化系统的老化

口腔

牙龈萎缩，齿根外露，齿槽管被吸收，牙齿松动，牙釉质丧失，牙易磨损、过敏，舌和咬肌萎缩，咀嚼无力，碎食不良，食欲下降，唾液腺的分泌减少，加重下消化道负担。

食管

食管肌肉萎缩，收缩力减弱，食管颤动变小，食物通过时间延长。

胃

胃黏膜及腺细胞萎缩、退化，胃液分泌减少，造成胃黏膜的机械损伤，黏液碳酸氢盐屏障的形成，致胃黏膜易被胃酸和胃蛋白酶破坏，减低胃蛋白酶的消化作用和灭菌作用，促胰液素的释放降低，使胃黏膜糜烂、溃疡、出血、营养被夺，加之内因子分泌功能部分或全部丧失，失去吸收维生素 B_{12} 的能力，导致巨幼红细胞性贫血和造血障碍。平滑肌的萎缩使胃蠕动减弱，排空延迟，是引发便秘的原因之一。

肠、小肠

肠、小肠绒毛增宽而短，平滑肌层变薄，收缩蠕动无力，吸收功能差，小肠分泌减少，各种消化酶水平下降，致小肠消化功能大大减退，结肠黏膜萎缩，肌层增厚，易产生憩室，肠蠕动缓慢无力，对水分的吸收无力，大肠充盈不足，不能引起扩张感觉等，造成便秘。

肝

肝细胞数减少，变性结缔组织增加，易造成肝纤维化和硬化，肝功能减退，合成蛋白能力下降，肝解毒功能下降，易引起药物性肝损害。由于老年人消化吸收功能差，易引起蛋白质等营养缺乏，导致肝部脂肪沉积。

胆

胆囊及胆管变厚、弹性减低，因含大量胆固醇，易发生胆囊炎、胆石症。

胰

胰腺萎缩，胰液分泌减少，酶量及活性下降，严重影响淀粉、蛋白质、脂肪等的消化、吸收。胰岛细胞变性，胰岛素分泌减少，对葡萄糖的耐量减退，增加了发生胰岛素依赖型糖尿病的危险。

泌尿系统的老化

肾

肾重量减轻，间质纤维化增加，肾小球数量减少，且玻璃样变、硬化，基底膜增厚，肾小管细胞脂肪变性，弹性纤维增多，内膜增厚，透明变性，肾远端小管憩室数随增龄而增加，可扩大成肾囊肿。肾单位减少，70岁以后可减少30%～50%。肾功能衰减，出现少尿、尿素，肌酐清除率下降，肾血流量减少，肾浓缩，稀释功能降低，肾小管分泌与吸收功能随增龄下降，肾小管内压增加，从而减少有效滤过，使肾小球滤过率进一步下降。肾调节酸碱平衡能力下降，肾的内分泌功能减退。

输尿管肌层变薄，支配肌肉活动的神经减少，输尿管弛缩力降低，使泵入膀胱的速度变慢，且易反流。

膀胱

肌肉萎缩，纤维组织增生，易发生憩室。膀胱缩小，容量减少，残余尿增多，75 岁以上老年人残余尿可达 100 毫升。随着增龄，膀胱括约肌萎缩，支配膀胱的植物神经系统功能障碍，致排尿反射减弱，缺乏随意控制能力，常出现尿频或尿意延迟，甚至尿失禁。

尿道

肌萎缩纤维化变硬，括约肌松弛，尿流变慢，排尿无力，致较多残余尿、尿失禁，由于尿道腺体分泌减少。男性前列腺增生，前列腺液分泌减少，使尿道感染的发生率高。

神经精神系统的老化

随着年龄的增长，中老年人脑组织开始萎缩，脑细胞数减少。一般认为，人出生后脑神经细胞即停止分裂，自 20 岁开始，每年丧失 0.8%，且随其种类、存在部位等的不同而选择性减少。60 岁时大脑皮质神经和细胞数减少 20% ~ 25%，小脑皮质神经细胞减少 25%。70 岁以上老人神经细胞总数减少可达 45%，脑室扩大，脑膜增厚，脂褐素沉积增多，障碍细胞代谢，脑动脉硬化，血循环阻力增大，脑供血减少，耗氧量降低，致脑软化，约半数 65 岁以上的正常老人的脑部都可发现缺血性病灶。老年人多种脑神经递质的能力皆有所下降，导致老年人健忘、智力减退、注意力不集中、睡眠不佳、精神性格改变、动作迟缓、运动震颤、痴呆等，脑神经突触数量减少发生退行性变，神经传导速度减慢，导致老年人对外界事物反应迟钝，动作协调能力下降。随着增龄，植物神经变性，功能紊乱，导致体液循环、气体交换物质吸收与排泄、生长发育和繁殖等内脏器官的功能活动的平衡失调。老年人的触觉、本体觉、视觉、听觉的敏锐性均下降，味觉、嗅觉的阈值明显升高，向中枢的传导信号明显减少，从而使老年人的劳动能力下降，只能从事节律较慢的活动和较轻的工作。

内分泌系统的老化

下丘脑

下丘脑是体内植物神经中枢。一些学者认为"老化钟"位于下丘脑，其功能衰退，使各种促激素释放激素分泌减少或作用降低，接受下丘脑调节的垂体及下属靶腺的功能也随之发生全面减退，从而引起衰老的发生与发展。随着增龄，下丘脑的受体数减少，对糖皮质激素和血糖的反应均减弱，对负反馈抑制的阈值升高。

垂体

随着增龄，垂体纤维组织和铁沉积增多，下丘脑—垂体轴的反馈受体敏感性降低。

甲状腺

老年人甲状腺重量减轻，滤泡变小，同化碘的能力减弱，T3（三碘甲状腺原氨酸）水平降低，血清抗甲状腺自身抗体增高，甲状腺在外周组织的降解率降低，垂体前叶促甲状腺激素释放激素（TRH）刺激的反应性亦降低。

甲状旁腺

老年人的甲状旁腺细胞减少，结缔组织和脂肪细胞增厚，血管狭窄，PTH（甲状腺素）的活性下降，Ca^{2+}（二价离子钙）转运减慢，血清总钙和离子钙均比年轻人低。老年妇女由于缺乏能抑制PTH的雌激素，可引起骨代谢障碍。

肾上腺

老年人肾上腺的皮、髓质细胞均减少，不论性别，随着增龄，肾上腺皮质的雄激素分泌皆直线下降，使老年人保持内环境稳定的能力与应激能力降低。

性腺

男性50岁以上，其睾丸间质细胞的睾丸酮分泌下降，受体数目减少，或其敏感性降低，致使性功能逐渐减退。女性35～40岁雌激素急剧减少，60岁降到最低水平，60岁以后稳定于低水平。

胰腺

随着增龄，胰岛功能减退，胰岛素分泌减少，细胞膜上胰岛素受体减少和对胰岛素的敏感性降低，致 65 岁以上老人中 43% 的糖耐量降低，因此糖尿病发生率高。

松果体

老年人垂体产生的胺类和肽类激素减少，使其调节功能减退，下丘脑敏感阈值升高，对应激反应延缓。

免疫系统的老化

随着增龄，人体免疫功能与机体衰老呈平行下降。

胸腺

老年期胸腺明显萎缩，血中胸腺素浓度下降，使 T 细胞分化、成熟和功能表达均相应降低。

T细胞

在抗原刺激下转化为致敏淋巴细胞的能力明显减弱，对外来抗原的反应减弱。

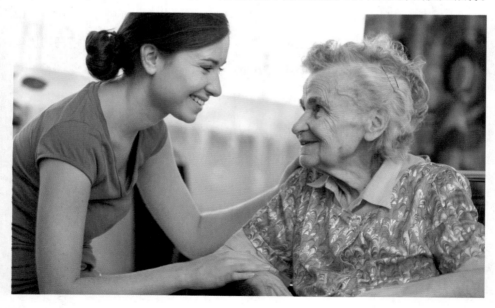

β淋巴细胞

β 淋巴细胞对抗原刺激的应答随增龄而下降，抗原和抗体间的亲和力下降，需要 T 细胞协助的体外免疫应答也随增龄而下降。

自身免疫

老年人自身免疫功能大大增强，免疫细胞的识别能力随增龄而减弱，除攻击外来病原体外，还攻击自身组织，引起机体衰老甚至死亡。

运动系统的老化

骨老化

骨老化的总特征是骨质吸收超过骨质形成。骨皮质变薄，髓质增宽，胶质减少或消失，骨内水分增多，碳酸钙减少，骨密度减低，骨质疏松，脆性增加，易发生骨折、肋软骨钙化、老年人骨质畸形，越活越矮。

关节老化

老年人关节软骨含水量和亲水性黏多糖减少，软骨素亦减少，关节囊滑膜因沉积磷灰石钙盐或焦磷酸盐而僵硬，滑膜萎缩、变薄，基质减少，液体分泌减少，关节软骨和滑膜钙化、纤维化而失去弹性，血管硬化，供血不足，加重变性，韧带、腱膜、关节素纤维化而僵硬，使关节活动受到严重影响，引起疼痛，骨质增生形成骨刺。

肌肉老化

随着增龄，肌细胞水分减少，脂褐素沉积增多，肌纤维变细，重量减轻，肌肉韧带萎缩，耗氧量减少，肌力减低，易疲劳，加之脊髓和大脑功能衰退，活动减少，反应迟钝，笨拙。

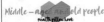

3. 延缓衰老，健康到天年

《黄帝内经·素问·上古天真论》借由黄帝和岐伯的一段关于人类年老不能生育的对话，提出了男女的生长发育情况。阶段养生就是建立在此基础上，即根据每个阶段的生长特性，提出相应的养生建议。

关于生理变化周期，《黄帝内经》中有两种观点，一种是以"十岁"为周期，一种是以"七岁"（女）和"八岁"（男）为周期。这两种周期表面上看好像不统一，有矛盾，实际上是从不同角度区分人生的阶段。十岁，是从五脏六腑气血的盛衰观察出来的人的生理变化周期；七、八岁，是从肾气和天癸的盛衰观察出来的人的生理变化周期。这里我们主要是依据《素问·上古天真论》中的分法，将男女变化周期区分开，进而分别讨论阶段养生。

男性养生，以"八"为律

"一八"，即 8 岁，《黄帝内经》中讲："丈夫八岁，肾气实，发长齿更。"即男孩到了 8 岁的时候，肾气开始充实，头发茂盛，牙齿更换。男子肾气充足的一个表现就是头发乌黑粗壮，8 岁后男孩子的头发生长较快，这是精血充盈的表现。另外，乳牙开始脱落，换成新牙。

"二八"，即 16 岁，《黄帝内经》中讲："二八，肾气盛，天癸至，精气溢泻，阴阳和，故能有子。"天癸是一种主宰男子生殖能力的基本物质。男子 16 岁时，肾气充盛，精子已经发育成熟，骨骼也在不断发育，饭量增加，此时是身体生长发育的高峰。

"三八"，即 24 岁，《黄帝内经》中讲："三八，肾气平均，筋骨劲强，故真牙生而长极。"从 16 岁到 24 岁，男人的肾气除了支撑生育功能外，剩余的部分则分布到全身的各个部位，此时人长得很快，且非常有劲，皮肤、筋和肌腱都很有弹性，会长智齿。

"四八"，即 32 岁，《黄帝内经》中讲："四八，筋骨隆盛，肌肉满壮。"男性到 32 岁，不再长高，但剩下的精气会充实到身体的各个部位。在这个阶段男性身体会变宽、变厚，体重也稍微会有所增加，使生理发育达到另外一个高峰。

"五八"，即 40 岁，《黄帝内经》中讲："五八，肾气衰，发堕齿槁。"男子到了 40 岁，开始由盛转衰，肾气逐渐衰退，头发开始脱落，牙齿也变得更为枯槁。

"六八"，即 48 岁，《黄帝内经》中讲："六八，阳气衰竭于上，面焦，发鬓斑白。"男子到了 48 岁，由于阳气衰退，无法充分到达头部和面部，所以面容开始憔悴，头发及双鬓也变得斑白。

"七八"，即 56 岁，《黄帝内经》中讲："七八，肝气衰，筋下能动。"男子到了 56 岁，肝气开始衰退，筋变得僵硬，不能随意运动，动作也显得比较笨拙。

"八八"，即 64 岁，《黄帝内经》中讲："八八，天癸竭，精少，肾藏衰，形体皆极，则齿发去。"男子到了 64 岁，天癸逐渐枯竭，精力极少，肾脏衰弱，身体各个部分也开始逐渐老化，牙齿和头发也纷纷脱落。

"八八"之后，即 64 岁以后，男性全面步入老年期，《黄帝内经》中讲："今五藏皆衰，筋骨解堕，天癸尽矣，故发鬓白，身体重，行步不正，而无子耳。"男子到了 64 岁以后，五脏的气都在衰退，筋骨惰性更盛，动作更迟缓，精气血亏，发鬓斑白，身体负担感很重，走路会有些歪，耳朵也不灵光了。

女性养生，以"七"为律

"一七"，即 7 岁，《黄帝内经》中讲："女子七岁，肾气盛，齿更发长。"即女子到了 7 岁的时候，肾气开始充实，头发茂盛，牙齿更换。女子肾气充足的一个表现就是头发乌黑粗壮，7 岁后女孩子的头发生长较快，这是精血充盈的表现。另外，乳牙开始脱落，换成新牙。

"二七"，即 14 岁，《黄帝内经》有云："二七而天癸至，任脉通，太冲脉盛，月事以时下，故有子。"天癸是一种主宰人类生殖能力的基本物质。女子 14 岁时，肾气充盛，大多数女孩已经来例假了，骨骼也在不断发育，对营养的需求量也在增加，此时是身体生长发育的高峰阶段。

"三七"，即21岁。《黄帝内经》中讲："三七，肾气平均，故真牙生而长极。"
到21岁的时候，肾气开始推动人的生殖功能的发育。当人自己发育成熟了以后，
下一个任务就是繁衍后代，这就是大自然的规律。此时肾气开始平衡了、平稳了。
"真牙"就是俗称的智齿，智齿就会生出来，表明已长到了极点，也就是到21
岁的时候，女子的生长发育完成了。

"四七"，即28岁。《黄帝内经》说："四七，筋骨坚，发长极，身体盛壮。"
到了21岁，女性就会停止长个子了，但是，她的肾精和肾气仍然在往高处走。
这些能量不是去增加她的高度，而是在不断地充实她的内脏组织和器官，外在的
表现就是筋骨壮。

"五七"，35岁时，"阳明脉衰"，足阳明是胃经，手阳明是大肠经，这两
条经脉循行于手和脚的外侧，汇聚于头面部，这里是指胃和大肠的精气开始衰竭
了。女性在此时面容开始憔悴了，头发也掉落了。

"六七"，即42岁。《黄帝内经》说："六七，三阳脉衰于上，面皆焦，发始白。"
当"阳脉衰于上"的时候，人的胃和大肠就开始衰弱了。到了42岁的时候，女
人所有六脏的功能都开始衰退，手太阳小肠经、足太阳膀胱经、少阳经（包括胆

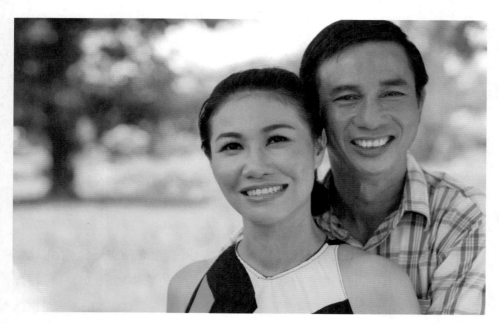

和三焦）这三阳脉也都有衰退迹象了，此时女性表现出来的就是脸发黑、发黄，还有头发干枯，出现了白头发。

"七七"，49 岁时，任脉开始虚弱了，太冲脉也衰微了。这个时候"天癸"没有了，也就不能怀孕，不能生孩子了。所以，49 岁对女子来说就是绝经期、更年期，真正开始衰老了。

"八七"，即 56 岁。女性到 56 岁这个年龄阶段，身体发育到了极致，身体各项功能开始衰退，筋骨没有弹性，骨质也没了韧性。筋在人体中有一个作用是固定骨骼的位置，一旦筋不能动，骨头就没了保护，很容易受伤。

"八七"之后，人在 56 岁之后，会出现掉头发、牙齿枯槁的问题。很多中老年人到了这个年龄，牙齿开始掉落，头发也很稀疏，即便没掉，剩下的也全白了。这个阶段的女性，身体的功能逐渐在衰退，骨骼也比较脆弱，一不小心就容易骨折，许许多多的老年病也接踵而来。

"六八"以后中老年男性的营养需求

《黄帝内经》男性阶段养生中的"六八""七八"阶段，与现代的年龄换算一下，就是男性的中年时期。从"五八"（即 40 岁）后，到 45 岁这个时间点，男性开始进入中年期，直到"六八"（即 48 岁）这个阶段，中年男性的身体状态从最旺盛期的一个高峰开始回落，肾气开始衰竭，头发脱落，牙齿枯槁。应及时补益肝肾。营养供给上应重补益，同时还需兼顾预防肥胖。此阶段的男子应坚持科学饮食，同时辅助药物补益，多食用一些具有滋补强壮、添精益血等功效的食物，如羊肉、狗肉、乌鸡、猪肾、猪脊髓等，还可食用一些加入了熟地、杜仲、锁阳、肉苁蓉、菟丝子等补益中药材的药膳，以补益肝肾、滋阴补阳、提升肾气。同时，五谷杂粮和蔬果也是不能缺少的，如黑芝麻、黑米、黑豆以及黄花菜、南瓜子、西葫芦、栗子、马蹄、紫菜、香菇、黑葡萄等，还可适当食用如核桃、榛子、腰果、胡桃、无花果等坚果类食物，营养全面才能确保阴阳调和。

到了"七八"（56 岁），此时男性开始由中年期向老年期过渡，身体状态继续呈向下趋势，筋骨变得僵硬，肌腱失去弹性，精血枯竭，应及时补益肝肾、强肾健体。同时，由于身体精气不足，容易发生疾病，还应多预防各类疾病的侵扰。

此阶段的男性可多食用一些能强身体、健筋骨、补虚弱、益精血的食物，如牛肉、猪骨、猪蹄筋、猪肚、海参、虾、牛尾、羊蹄筋、鹿肉、猪腰、羊腰等，还可食用一些添加了冬虫夏草、枸杞子、巴戟天、何首乌、牛膝等补益中药材的药膳，以补肾助阳、益精生血。同时还应注意蛋白质、糖类、脂肪、矿物质、维生素、水、膳食纤维的均衡，多食黄花菜、韭菜、大枣、红薯、核桃、马蹄、榴梿、豇豆、淡菜等蔬果，防癌抗癌。同时忌吃得太辣、太咸，以免增加肾脏负担。

"七七"以后中老年女性的营养需求

《黄帝内经》女性阶段养生中的"七七""八七"阶段，与现代人的年龄相换算就是女性的中年时期。其实，从"六七"（即42岁）阶段，女性就开始逐步进入中年，而到了45岁的时候，女性所有六脏的功能都在衰退，手太阳小肠经、足太阳膀胱经、少阳经（包括胆和三焦）也都有衰退迹象了，此时女性表现出脸发黑、发黄，还有头发干枯等现象，有的还会出现白头发。这个年龄段的女性养生重在"健脾养胃"，要照顾好自己的脾胃，多吃具有健脾胃的食物，如黄芪、山药、党参、佛手、砂仁、陈皮、白术、鸡内金、山楂、猪肚、牛肉、鲫鱼、玉米等。

到了"七七"（即49岁）阶段，任脉开始虚弱了，太冲脉也衰微了。这个时期，女性一般已不能生育。在这个过程中，女性还会经历更年期，女人到了更年期容易抑郁或烦躁易怒、睡不着觉。再后来，女性到"八七"（即56岁）阶段，身体发育到了极致，身体各项功能开始衰退，筋骨没有弹性，骨质也没了韧性。筋在人体中有一个作用是固定骨骼的位置，一旦筋不能动，骨头就没了保护，很容易受伤。其实，在饮食养生中，"七七""八七"这两个阶段的女性，摆脱了怀孕、生子、哺乳、抚养的沉重负担，开始为自己而活。而且女性只要安全度过这两个阶段，寿命比一般的男性要长。这一阶段的女性易出现盗汗、易怒、失眠、抑郁等现象，就是所谓的"更年期综合征"，应多吃养心安神、补益气血的食物，如灵芝、天麻、海参、猪心、莲子等。此阶段女性饮食宜清淡，应控制热量和脂肪的摄入。

更年期女性因为激素分泌减少的关系，使摄食中枢失调，又因为活动量减少，体内消耗的热能也随之减少，造成热量过剩而诱发肥胖。因此，应适当控制摄取高脂肪类食物及糖类，尤其是少吃肥肉等富含饱和脂肪和胆固醇的食物。摄入过多热量和脂肪会引起肥胖，而肥胖又会导致糖代谢异常，而增加心脑血管疾病的发病率。还应多食高钙类食物。由于更年期女性体内雌激素水平降低，容易发生骨质疏松，稍不注意，易发生缺钙、骨折等病变。因此，常食用含钙高的食品，不仅能补充钙质，缓解缺钙的烦恼，同时还能补充各种矿物质，有利于缓解更年期烦躁易怒、骨质增生等症状。日常饮食宜选用植物油，如菜籽油、葵花子油等；多食少胆固醇的食物，如蔬菜、水果、瘦肉、鱼类、豆制品等，增加钙质。还应多吃鱼，鱼肉质地松软、细嫩、结缔组织少，容易消化吸收，不但适合更年期女性消化力逐渐减弱的肠胃，还含有各种优质蛋白，其钙、磷及维生素 A、维生素 D、维生素 B_1、维生素 B_2 等的含量，比猪肉、鸡肉等都高，吸收率也高达 96％。同时，多吃鱼肉还能够有效地防治更年期烦躁不安、精力及注意力不集中的现象。限制食盐的摄入，忌食辛辣刺激性食物，如烟酒、咖啡、浓茶以及辣椒、胡椒粉等。

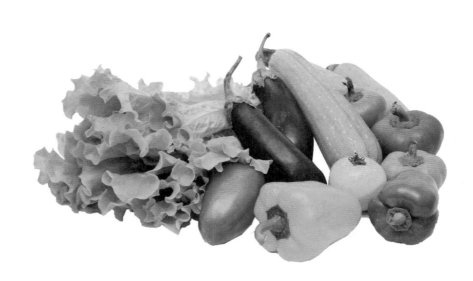

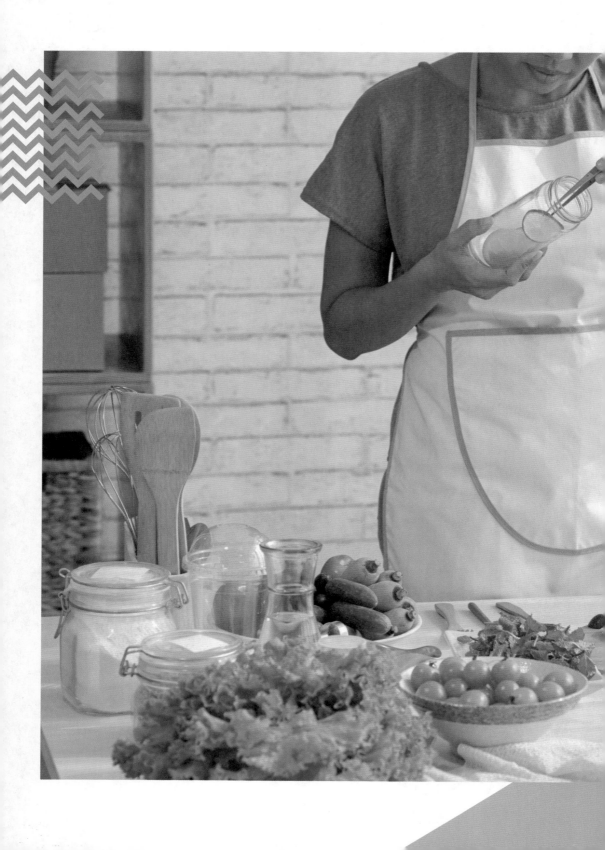

PART

02

科学饮食，是中老年健康的保证

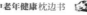

1. 饮食原则要谨记

合理的饮食，可以使人身体强健，益寿延年，而饮食不当则是导致疾病和早衰的重要原因之一。因此，中老年人应重视合理膳食，调整饮食习惯，为健康提供保障。

一日三餐巧安排

人到中老年，身体各器官功能均有不同程度的衰退。与此同时，中老年人的消化吸收功能也会明显下降，对食物的需求量便不能减少。因此，对于中老年人来说，热能的摄入量可以相应地减少，这样也有利于防止肥胖导致的各种慢性疾病。那么，如何合理安排中老年人的一日三餐呢?

早餐应"以软为主"

中老年人早餐的最佳时间在 7 ～ 9 点。因为人体经过一夜睡眠，绝大部分器官得到了充分的休息，但是消化系统在夜间仍旧繁忙地工作，紧张地消化，到早晨才处于休息状态，需要 2 ～ 3 小时消化系统才能恢复正常功能。而且中老年人各个组织器官的功能都已经逐渐衰退，如果过早进食早餐，机体的能量被转移用来消化食物，自然循环受到干扰，代谢物不能及时排出，积存在体内则会成为各种老年疾病的诱发因子。

早餐的食物应以软为主。因为中老年人早上胃肠功能呆滞，食欲会不佳，所以特别忌讳吃油腻、煎炸、干硬及刺激性食物，否则容易导致消化不良。主食适宜吃富含淀粉的食物，如馒头、豆包、玉米面窝头等，还要适当地增加一些含蛋白质丰富的食物，如牛奶、豆浆、鸡蛋等，以及富含维生素C的食物，如蔬菜、果汁等，从而使中老年人精力充沛。

午餐要吃好、吃饱

午餐有"承上启下"的作用，其既要补充早餐后 4 ~ 5 小时的能量消耗，又要为下午 3 ~ 4 小时的生活做好必要的营养储备。如果不吃好午餐，特别是下午 3 ~ 5 点钟容易出现明显的低血糖反应，表现为头晕、嗜睡，甚至心慌、出虚汗等，严重的还会导致昏迷。因此，午餐不仅要吃好，还要吃饱。

午餐食物的选择大有学问，它所提供的能量应占全天总能量的 35%，这些能量应来自足够的主食、适量的肉类、油脂和蔬菜。与早餐一样，午餐也不能吃得过于油腻。

晚餐宜清淡、易消化

晚餐至少要在睡前 2 小时进食。如果晚餐吃得过多、过饱，会影响睡眠，而且多余的热量会合成脂肪在人体内贮存，易使人发胖。此外，摄入的热量过多会引起血胆固醇增高，容易诱发多种老年性疾病，同时也会增加胃肠等消化系统的负担，这对于中老年人的健康很不利。因此，建议中老年人晚餐少吃一些，摄取的热量不能超过全天摄取总热量的 30%。晚餐以清淡、容易消化为原则，主食可以选择粥、面条等。另外，搭配适量的蔬菜、肉类也是很有必要的。

控制总热量

随着年龄的不断增长，中老年人的活动量逐渐减少，能量消耗降低，机体内脂肪组织增加，而肌肉组织和脏器功能减退，机体代谢过程明显减慢，基础代谢一般要比青壮年时期降低 10% ~ 15%，75 岁以上老人可降低 20% 以上。因此，中老年人每天应适当控制热量摄入。45 岁以上者，前期热能供给标准依据劳动情况不同，

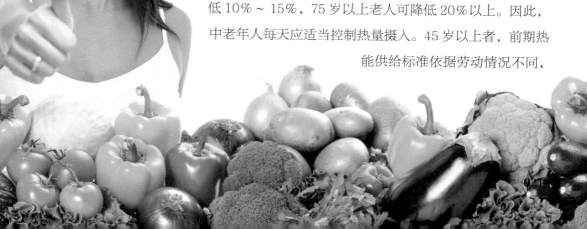

男性为每日 2200 ～ 3000 千卡（1 千卡 ≈ 4.194 焦），女性为 1900 ～ 2400 千卡不等；60 岁以上老人，男性 2000 ～ 2500 千卡，女性 1700 ～ 2100 千卡；70 岁以上老人，男性 1800 ～ 2000 千卡，女性 1600 ～ 1800 千卡；80 岁以上老人，男性 1600 千卡，女性 1400 千卡。

中老年人热能供给量是否合适，可通过观察体重变化来衡量。一般可用下列公式粗略计算：

男性老人体重标准值（千克）＝［身高（厘米）－100］×0.9
女性老人体重标准值（千克）＝［身高（厘米）－105］×0.92

实测体重在上述标准值 ±5% 以内属正常体重，超过 10% 为超重，超过 20% 为肥胖，低于 10% 为偏轻，低于 20% 为消瘦，在 ±5%～±10% 范围内为偏高或偏低。流行病学调查资料表明，体重超常或偏轻、消瘦的中老年人各种疾病的发病率明显高于体重正常者。因此，中老年人应设法调整热量摄入，将体重控制在标准范围内，以减少疾病发生。

合理摄入三大营养素

糖类——能量之源

糖类是人类从食物中获得能量最经济和最主要的来源。食物中的糖类分成两类：人可以吸收利用的有效糖类（如单糖、双糖、多糖）和人不能消化的无效糖类。糖类不仅是营养物质，而且有些还具有特殊的生理活性，具有维持心脏和正常活动、节省蛋白质、维持脑细胞正常功能、为机体提供热能及保肝解毒等作用。

糖类的食物来源有粗粮、杂粮、蔬菜及水果，具体有大米、小米、小麦、燕麦、高粱、西瓜、香蕉、葡萄、核桃、杏仁、榛子、胡萝卜、红薯、蜂蜜等。

由于中老年人体内胰岛素对血糖的调节功能降低，食糖过多容易导致血糖升高、血脂增加。所以，建议中老年人对糖类的摄取量为每日 150 ～ 250 克，但需要根据具体情况做适当增减。

蛋白质——生命的物质基础

蛋白质是组成人体的重要成分之一，约占人体重量的18%。食物蛋白质中的各种必需氨基酸的比例越接近人体蛋白质的组成成分，越易被人体消化吸收，其营养价值就越高。一般来说，动物性蛋白质中各种必需氨基酸的比例接近人体蛋白质，属于优质蛋白质。

蛋白质是生命的物质基础，是机体细胞的重要组成部分，是人体组织更新和修补的主要原料。人体的每个组织，毛发、皮肤、肌肉、骨骼、内脏、大脑、血液、神经等都是由蛋白质组成。随着年龄的增长，中老年人体内蛋白质的分解代谢会逐步增加，合成代谢会逐步减少。因而，中老年人适当补充蛋白质对于维持机体正常代谢、补偿组织蛋白消耗、增强机体抵抗力具有重要作用。

蛋白质的主要来源是肉、蛋、奶和豆类食品。含蛋白质多的食物包括：畜肉类，如牛、羊、猪、狗等；禽肉类，如鸡、鸭等；海鲜类，如鱼、虾、蟹等；蛋类，如鸡蛋、鸭蛋、鹌鹑蛋等；奶类，如牛奶、羊奶、马奶等；豆类，如大豆、黑豆等。此外，芝麻、葵花子、核桃、杏仁、松子等干果类食品的蛋白质含量也很高。

在70岁以前，中老年人每天对蛋白质的摄取量应不低于50克，大致与成年期持平。但70岁之后，中老年人就应该适当减少蛋白质的摄取量。

脂肪——能量的供应者

中老年人身体内部的消化、新陈代谢要有能量的支持才能得以完成，这个能量的供应者就是脂肪。脂肪是构成组织的重要营养物质，在大脑活动中起着重要的、不可替代的作用。脂肪主要供给人体以热能，是人类膳食中不可缺少的营养素。脂肪酸分为饱和脂肪酸和不饱和脂肪酸两大类。亚麻油酸、次亚麻油酸、花生四烯酸等均属在人体内不能合成的不饱和脂肪酸，只能由食物供给，又称作必需脂肪酸。必需脂肪酸主要含在植物油中，在动物油脂中含量较少。

脂肪具有为人体储存并供给能量，保持体温恒定及缓冲外界压力、保护内脏等作用，并可促进脂溶性维生素的吸收，是身体活动所需能量的最主要来源。

富含脂肪的食物有花生、芝麻、坚果、蛋黄、动物类皮肉、花生油、豆油等。要注意的是，要多选择含不饱和脂肪酸较多的油脂，因为它可以降低血中胆固醇

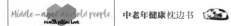

含量，并且维持血液、动脉和神经健康。因为脂肪可以被人体储存，所以中老年人不需要刻意增加摄入量，只需要按平常的量摄取即可，每日大约为 20 克。

适量补充维生素

维生素A——保护眼睛

维生素 A 的化学名为视黄醇，是最早被发现的维生素，是脂溶性维生素，主要存在于海产鱼类肝脏中。维生素 A 有两种，一种是维生素 A 醇，是最初的维生素 A 形态（只存在于动物性食物中）；另一种是 β- 胡萝卜素，在体内转变为维生素 A 的预成物质（可从植物性及动物性食物中摄取）。维生素 A 具有维持人的正常视力、维持上皮组织健全的功能，可保持皮肤、骨骼、牙齿、毛发健康生长，还能促进生殖功能的良好发展。

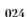

富含维生素 A 的食物有鱼肝油、牛奶、胡萝卜、杏、西蓝花、木瓜、蜂蜜、香蕉、禽蛋、大白菜、荠菜、西红柿、茄子、南瓜、韭菜、绿豆、芹菜、芒果、菠菜、洋葱等。但维生素 A 的摄入不能过量，因为长期大剂量摄入维生素 A 会使肝脏受到损害，还会导致其他一些疾病。男性中老年人维生素 A 每日摄入量建议为 800 微克，女性中老年人建议每日摄入量为 700 微克。

维生素B₁——调节神经活动

维生素 B₁ 又称硫胺素或抗神经炎素，其也被称为精神性的维生素，是因为维生素 B₁ 对神经组织和精神状态有良好的影响。中老年人需要充足的水溶性维生素，尤其是维生素 B₁，因为中老年人需要维持良好的食欲与正常的肠道蠕动。

维生素 B_1 是人体内物质与能量代谢的关键物质，具有调节神经系统生理活动的作用，可以维持食欲和胃肠道的正常蠕动以及促进消化。

富含维生素 B_1 的食物有谷类、豆类、干果类、硬壳果类，其中尤以谷类的表皮部分含量高，所以谷类加工时碾磨不宜过细。蛋类及绿叶蔬菜中维生素 B_1 的含量也较高。中老年人适当地补充一些维生素 B_1 可预防脚气病、增加食欲。推荐每日摄入量为 1.3 毫克。

维生素B_2——提高蛋白质利用率

维生素 B_2 又叫核黄素，由异咯嗪与核糖组成，纯维生素 B_2 为黄棕色针状晶体，味苦，是一种促长因子。维生素 B_2 是水溶性维生素，容易消化和吸收，被排出的量随体内的需要以及可能随蛋白质的流失程度而有所增减，它不会蓄积在体内，所以时常要以食物或营养补品来补充。因为，如果维生素 B_2 摄入不足，蛋白质、脂肪、糖类等所有能量代谢都无法顺利进行。维生素 B_2 参与体内生物氧化与能量代谢，在糖类、蛋白质、核酸和脂肪的代谢中起重要作用，可提高机体对蛋白质的利用率、促进生长发育、维护皮肤和细胞膜的完整性，具有保护皮肤毛囊黏膜及皮脂腺、消除口舌炎症、增进视力等功能。

维生素 B_2 的食物来源有奶类、蛋类、鱼肉、肉类、谷类、新鲜蔬菜与水果等动植物食物中。只要不偏食、不挑食，中老年人一般不会缺乏维生素 B_2。建议男性中老年人每日摄取 1.4 毫克，女性中老年人每日摄取 1.2 毫克。

维生素B_6——稳定神经系统

维生素 B_6 是一种水溶性维生素，遇光或碱易破坏，不耐高温。维生素 B_6 是几种物质的集合，是制造抗体和红细胞的必要物质，摄取高蛋白食物时要增加它的摄取量。肠内的细菌具有合成维生素 B_6 的能力，所以多吃蔬菜是必要的。维生素 B_6 不仅有助于体内蛋白质、脂肪和糖类的代谢，还能帮助转换氨基酸，形成新的红细胞、抗体和神经传递质，能调节体液、稳定神经系统、维持骨骼肌肉的正常，并有利尿的作用。此外，维生素 B_6 还能降低血中胆固醇，有预防动脉粥样硬化的作用。

维生素 B_6 的食物来源很广泛，动植物中均含有，如绿叶蔬菜、大豆、甘蓝、

Middle—aged and old people
health pillow book
中老年健康枕边书

糙米、蛋、燕麦、花生、核桃等。如果中老年人服用过量维生素 B₆或服用时间过长，会对它产生依赖性，因此建议每日摄取 2 毫克。

维生素B₁₂——预防贫血

维生素 B₁₂ 又叫钴胺素，是人体造血原料之一，它是唯一含有金属元素钴的维生素。维生素 B₁₂ 与四氢叶酸（另外一种造血原料）的作用是相互联系的。维生素 B₁₂ 呈红色，易溶于水和乙醇，耐热，在强酸、强碱及光照下不稳定。维生素 B₁₂ 是微生物合成的，当其进入消化道后，在胃内通过蛋白水解酶作用而游离出来，游离的维生素 B₁₂ 与胃底壁细胞所分泌的内因子结合后进入肠道，在钙离子的保护下，再回肠中被吸收进入血液循环，运送到肝脏储存或被利用。维生素 B₁₂ 作为人体重要的造血原料之一，有预防贫血和维护神经系统健康的作用，还有消除烦躁不安、集中注意力、提高记忆力的作用。另外，通过对其生理功能的研究可知，维生素 B₁₂ 是一种人体重要的营养素，参与体内多种代谢，还可有效预防老年痴呆、抑郁症等疾病，对保持中老年人身体健康起着重要作用。

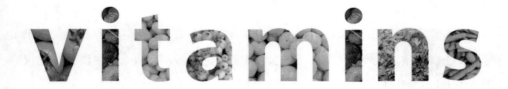

维生素 B₁₂ 主要来源于肉类及其制品，包括动物内脏、鱼类、禽类、贝壳类软体动物、蛋类、奶及奶制品，各类发酵食物中也含有少量维生素 B₁₂。富含维生素 B₁₂ 的食物包括动物的内脏，如牛羊的肝、肾、心，以及牡蛎类等；含量中等的食物有奶及奶制品，部分海产品，如蟹类、沙丁鱼、鳟鱼等；含量较少的食物有鸡肉，海产品中的龙虾、剑鱼、比目鱼、扇贝，以及发酵食物。中老年人每日摄入维生素 B₁₂ 的推荐量为 2.4 微克。

维生素C——提高免疫力

维生素 C 是一种水溶性维生素，普遍存在于蔬菜水果中，但容易因外在环境

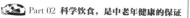

改变而遭到破坏，很容易流失。维生素 C 由于其美肤作用而被大家熟知，它关系到毛细血管、肌肉和骨骼的形成。此外，它还能够防治坏血病，它是细胞之间的粘连物，在人体代谢中具有多种功能，参与许多生化反应，促进机体蛋白质的合成，特别是结缔组织中胶原蛋白质和其他黏合物质的合成。维生素 C 可以促进伤口愈合、增强机体抗病能力，对维护牙齿、骨骼、血管、肌肉的正常功能有重要作用。同时，维生素 C 还可以促进铁的吸收，改善贫血、提高免疫力、对抗应激等。中老年人必须从膳食中摄取维生素 C。

维生素 C 的主要来源为新鲜蔬菜和水果，水果中以柑橘、草莓、猕猴桃、枣等含量居高；蔬菜中以西红柿、豆芽、白菜、青椒等含量高。其他蔬菜也含有较丰富的维生素 C，蔬菜的叶部比茎部含量高，新叶比老叶含量高，有光合作用的叶部含量最高。中老年人每日应摄入 100 毫克维生素 C。

维生素D——促进生长和骨骼钙化

维生素 D 是脂溶性维生素，是中老年人不可缺少的一种重要维生素。它被称作阳光维生素，皮肤只要适度接受太阳光照射便不会缺乏维生素 D。维生素 D 也被称为抗佝偻病维生素，是人体骨骼正常生长的必要营养素，其中最重要的有维生素 D_2 和维生素 D_3。维生素 D_2 的前体是麦角醇，维生素 D_3 的前体是脱氢胆固醇，这两种前体在人体组织内是无效的，当受到阳光中的紫外线照射以后就转变为维生素 D。维生素 D 是钙磷代谢的重要调节因子之一，可以提高机体对钙、磷的吸收，促进生长和骨骼钙化，健全牙齿，并可防止氨基酸通过肾脏损失。

维生素 D 的来源并不是很多，鱼肝油、沙丁鱼、小鱼干、动物肝脏、蛋类，以及添加了维生素 D 的奶制品等都含有较为丰富的维生素 D。其中，鱼肝油是最丰富的来源。另外，通过晒太阳也能获得人体所需的维生素 D。建议摄入量为每日 10 微克，可耐受最高摄入量为每日 20 微克。

维生素E——抗氧化、延缓衰老

维生素 E 又名生育酚或产妊酚，属于酚类化合物，在体内可保护其他可被氧化的物质，接触空气或紫外线照射则缓缓氧化变质。维生素 E 是一种很重要的血管扩张剂和抗凝血剂，在食用油、水果、蔬菜及粮食中均存在。近年来，维生素

E被广泛应用于抗衰老方面，被认为可消除脂褐素在细胞中的沉积，改善细胞的正常功能，减慢组织细胞的衰老过程。维生素 E 是一种很强的抗氧化剂，可以改善血液循环、修复组织，对延缓衰老、预防癌症及心脑血管疾病非常有益，另外它还有保护视力、提高人体免疫力、抗不孕等功效。

富含维生素E的食物有糙米、芝麻、蛋、牛奶、大豆、玉米、鸡肉、南瓜、西蓝花、杏、蜂蜜，以及坚果类食物、植物油等。建议中老年人每日摄入 30 毫克维生素 E。

维生素K——促进血液凝固及骨骼生长

维生素 K 是脂溶性维生素，是促进血液正常凝固及骨骼生长的重要维生素，是形成凝血酶原不可缺的物质，有"止血功臣"的美誉。它是经肠道吸收，在肝脏产生凝血酶原及一些凝血，而起凝血作用。维生素 K 在细胞中有助于葡萄糖磷酸化，增进糖类吸收利用，并有助于骨骼中钙质的新陈代谢，对肝脏中凝血物质的形成起着重要作用。人体对维生素 K 的需

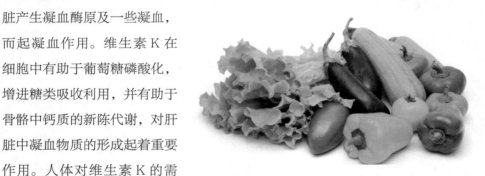

要量非常少，但它对促进骨骼生长和血液正常凝固具有重要作用。它可以减少生理期大量出血，防止内出血及痔疮，还可以预防骨质疏松。

鱼肝油、蛋黄、奶酪、海藻、藕、菠菜、甘蓝、莴苣、西蓝花、豌豆、大豆油等均是维生素 K 很好的膳食来源。建议中老年人每日摄入 70～140 微克维生素 K。

维生素P——维持血管弹性

维生素 P 是由柑橘属生物类黄酮、芸香素和橙皮素构成的。在复合维生素 C 中都含有维生素 P，也是水溶性的。它能防止维生素 C 被氧化而受到破坏，增强维生素的效果。人体自身无法合成维生素 P，因此必须从食物中摄取。维生素 P 在对维生素 C 的消化吸收上是不可缺少的物质。它能减少血管脆性，降低血管通

透性，增强维生素 C 的活性，预防脑溢血、视网膜出血、紫癜等疾病。此外，它还能增强毛细血管壁，防止瘀伤，有助于牙龈出血的预防和治疗，有助于因内耳疾病引起的水肿或头晕的治疗等。

柑橘类水果、杏、枣、樱桃、茄子、荞麦、所有粮食作物、蔬菜中均含维生素 P，其中苦荞的维生素 P 含量最为丰富。建议中老年人每日摄入 12 毫克维生素 P。

矿物质不可或缺

钙——强化骨骼

钙是人体中最丰富的矿物质，是骨骼和牙齿的主要组成物质。胎儿骨组织的生长和发育及母体的生理代谢均需大量的钙。血压、组织液等其他组织中也含有一定量的钙，虽然占人体钙含量的比例不到 1%，但对于骨骼的代谢和生命体征的维持有着重要的作用。钙是构成人体骨骼和牙齿硬组织的主要元素，除了可以强化牙齿及骨骼外，还可维持肌肉神经的正常兴奋、调节细胞和毛细血管的通透性、强化神经系统的传导功能等。

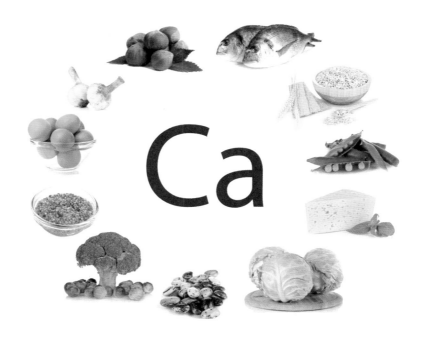

钙的食物来源很丰富，奶类与奶制品：牛、羊奶及其奶粉、乳酪、酸牛奶；豆类与豆制品：大豆、毛豆、扁豆、蚕豆、豆腐、豆腐干、豆腐皮等；海产品：鲫鱼、鲤鱼、鲢鱼、泥鳅、虾、虾米、虾皮、螃蟹、海带、紫菜、蛤蜊、海参、田螺等；肉类与禽蛋：羊肉、猪肉、鸡肉、鸡蛋、鸭蛋、鹌鹑蛋、猪肉松等；蔬菜类：芹菜、油菜、胡萝卜、萝卜缨、芝麻、香菜、雪里蕻、木耳、蘑菇等；水果与干果类：柠檬、枇杷、苹果、黑枣、杏仁、山楂、葡萄干、胡桃、西瓜子、南瓜子、花生、莲子等。建议每日补充 1000 毫克钙。

铁——预防贫血

铁是构成人体必不可少的元素之一。其在人体内含量很少，主要和血液有关系，负责氧的运输和储存。它 2/3 在血红蛋白中，是构成血红蛋白和肌红蛋白的元素。铁是人体生成红细胞的主要材料之一。中老年人缺铁会影响细胞免疫和机体系统功能，降低机体的抵抗力，使感染率增高。铁元素在人体中具有造血功能，参与血蛋白、细胞色素及各种酶的合成，促进生长。铁还在血液中起运输氧和营养物质的作用，人的颜面泛出红润之美，离不开铁元素。人体缺铁会发生小细胞性贫血、免疫功能下降和新陈代谢紊乱。如果铁质不足可导致缺铁性贫血，使人的脸色萎黄，皮肤也会失去美的光泽。

食含铁丰富的食物有动物肝脏、动物肾脏、瘦肉、蛋黄、鸡、鱼、虾和豆类。蔬菜中含铁较多的有菠菜、芹菜、油菜、苋菜、荠菜、黄花菜、西红柿等。水果中以杏、桃、李子、葡萄干、大枣、樱桃等含铁较多，干果有核桃，其他如海带、红糖也含有铁。

中老年人每日应至少摄入 15 毫克铁。

锌——抗衰防老

锌是人体必需的重要微量元素，被科学家称为"生命之素"，对人体的许多正常生理功能的完成起着极为重要的作用。锌是一些酶的组成要素，参与人体多种酶活动，参与核酸和蛋白质的合成，能提高人体的免疫功能。同时，它对生殖腺功能也有着重要的影响。锌在核酸、蛋白质的生物合成中起到重要作用。

锌还参与糖类和维生素 A 的代谢过程，维持胰腺、性腺、脑下垂体、消化系统和皮肤的正常功能。此外，锌还能够提高人体清除自由基的能力，推迟细胞衰老，延长细胞寿命。

蔬菜、水果、粮食中均含有锌，其中含锌较多的有牡蛎、瘦肉、西蓝花、蛋、粗粮、核桃、花生、西瓜子、栗子、干贝、榛子、松子、腰果、杏仁、大豆、银耳、小米、萝卜、海带、白菜等。

建议中老年人每日摄入 15 毫克锌。

硒——增强人体免疫功能

硒是一种比较稀有的准金属元素。人体自身不能合成硒，要从食物中摄取。目前，天然食品硒含量很少，市场上的硒产品大多为含有有机硒的各种制品。硒是人体必需的具有生理活性的微量元素，它是谷胱甘肽过氧化物酶的重要组成成分，有免疫调节、抗氧化、排除体内重金属、预防基因突变的作用，被科学界和医学界称为"细胞保护神""天然解毒剂""抗癌之王"。硒能清除体内自由基，

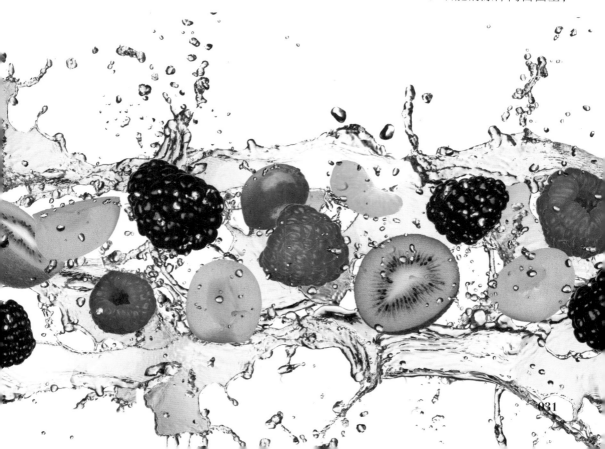

排除体内毒素，有效抑制过氧化脂质的产生，防止血凝块，清除胆固醇，增强人体免疫功能。同时，硒还有促进糖分代谢、降血糖，提高视力、防治白内障，预防心脑血管疾病、护肝、防癌等作用。

硒主要来源于猪肉、海参、鱿鱼、龙虾、动物内脏、大蒜、蘑菇、黄花菜、洋葱、西蓝花、甘蓝、芝麻、白菜、南瓜、萝卜、酵母等。

人体对硒的需求量很少，中老年人每日只需摄入 50 微克硒。

钾——维持心肌正常运动

钾是人体内不可缺少的元素，是机体重要的电解质，其主要功能是调节与维持细胞内液的容量及渗透压，维持心肌正常运动。人体钾缺乏可引起心跳不规律和加速、心电图异常、肌肉衰弱和烦躁，最后导致心跳停止。钾可以调节细胞内适宜的渗透压和体液的酸碱平衡，参与细胞内糖和蛋白质的代谢，有助于维持神经系统健康、心跳规律正常，可以预防脑卒中，并协助肌肉正常收缩。在摄入高钠而导致高血压时，钾具有降血压作用。一般而言，身体健康的中老年人会自动将多余的钾排出体外。但肾病患者则要特别留意，避免摄取过量的钾。

含钾丰富的水果有猕猴桃、香蕉、草莓、柑橘、葡萄、柚子、西瓜等，菠菜、山药、毛豆、苋菜、大豆、绿豆、蚕豆、海带、紫菜、黄鱼、鸡肉、牛奶、玉米面等也含有一定量的钾。各种果汁，特别是橙汁，也含有丰富的钾，而且能补充水分和能量。

建议中老年人每日摄入 2000 毫克钾。

铜——促进大脑发育

铜是人体健康不可缺少的微量元素，广泛分布于生物组织中，大部分以有机复合物的形式存在，很多是金属蛋白，以酶的形式起着作用。铜是人体饮食结构中必不可少的组成部分，它在人的很多生理过程中起着重要的作用。中老年人由于胃肠道消化吸收功能下降，对从食物中摄取的铜的利用率低，另外，中老年人牙齿脱落，食物咀嚼不全，也影响了对铜的吸收，因而容易发生铜缺乏。因此，预防中老年人缺铜，关键在于饮食上多摄入一些富含铜的食物。

铜为体内多种重要酶系的成分，能够促进铁的吸收和利用，预防贫血；能够

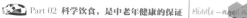

维持中枢神经系统的功能，促进大脑发育。而且对于血液、头发、皮肤和骨骼组织以及肝、心等内脏的发育和功能维持有重要作用。

食物中铜的丰富来源有口蘑、海米、红茶、花茶、榛子、葵花子、芝麻酱、西瓜子、绿茶、核桃等；良好来源有蟹肉、蚕豆、蘑菇（鲜）、青豆、黑芝麻、豆制品、松子、龙虾、绿豆、花生米、大豆、土豆粉、紫菜、莲子、芸豆、香菇、毛豆、栗子、坚果、大豆粉和小麦胚芽等。

中老年人要保证均衡营养，每日应摄入 2.5 毫克的铜。

膳食纤维必不可少

膳食纤维是一种不易被消化的食物营养素，主要来自植物的细胞壁，包含纤维素、半纤维素、树胶、果胶及木质素等。膳食纤维是人们健康饮食不可缺少的，纤维在保持消化系统健康上扮演着重要角色，同时摄取足够的纤维也可以预防心血管疾病、癌症、糖尿病以及其他疾病。膳食纤维有增加肠道蠕动、减少有害物质对肠道壁的侵害、促进大便的通畅、减少便秘及其他肠道疾病的发生和增强食欲的作用，同时膳食纤维还能降低胆固醇以减少心血管疾病的发生，阻碍糖类被快速吸收以减缓血糖蹿升。

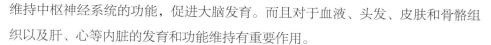

膳食纤维的食物来源有糙米和胚芽精米，以及玉米、小米、大麦等杂粮。此外，根菜类和海藻类中食物纤维较多，如牛蒡、胡萝卜、四季豆、红豆、豌豆、薯类和裙带菜等。危害中老年人健康最严重的疾病是脑血管疾病、恶性肿瘤和心血管疾病，此外，糖尿病在中老年人中患病率较高，老年性便秘亦是中老年人比较苦恼的常见病。因此，中老年人不可忽视膳食纤维的摄入。每日摄入量为 15～20 克。

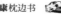

2. 饮食细节要注意

　　中老年人除了要谨记日常饮食原则外，很多饮食细节也要多加注意，这样才能吃得健康。

饮食牢记"四个五"

　　《黄帝内经》强调食五谷以养人，认为精为人体各种活动的基础。而人禀受的精气，就来自于五谷。

　　《素问·藏气法时论》记载说："五谷为养，五果为助，五畜为益，五菜为充，气味合而服之，以补精益气。"其认为粮谷、果品、蔬菜、肉类等是饮食的主要组成部分。五谷可以起到益五脏、厚肠胃、实机体、强力气的作用。只有做到食品的多样化与合理全面的调配，才能保持营养的平衡。

　　"五谷为养"，是指以大米、小米、小麦、大豆、黄米等谷物作为养育人体的主食，成为维持生命机体的基本食物或基本营养。"五谷"现在泛指各种主食食粮，一般统称为粮食作物，或者称为"五谷杂粮"，包括谷类（如水稻、小麦、玉米等），豆类（如大豆、蚕豆、豌豆、红豆等），薯类（如红薯、土豆）以及其他杂粮。"五谷"含的营养成分主要是糖类，其次是植物蛋白质，脂肪含量不高。古人把豆类作为五谷是符合现代营养学观点的，因为谷类蛋白质缺乏赖氨酸，豆类蛋白质缺少蛋氨酸，谷类、豆类一起食用，能起到蛋白质相互补益的作用。

　　"五果为助"，是指以桃、李、杏、栗、枣等多种鲜果、干果为生命机体营养的补助。在这里泛指水果和瓜果，它们是平衡饮食中不可缺少的辅助食品。水果含有丰富的维生素、微量元素和食物纤维，还有一部分植物蛋白质。"五果"尽量生吃，才能保证养分中的维生素不受烹调的破坏。鲜果加工成干果，便于运输和储存，虽然水溶性维生素有损失，但蛋白质与糖类反而因脱水而增多。坚果类，如花生、核桃、瓜子、杏仁、栗子，所含蛋白质类似豆类，可弥补谷类蛋白质的不足。

　　"五菜为充"，是指以葵、韭、薤、藿、葱等蔬菜为生命机体营养的补充。这里泛指蔬菜类，蔬菜类食物富含多种微量元素、维生素、纤维素等，也是一种不可缺少的辅助食品，具有增强食欲、帮助消化和补充营养的作用，又有防便秘、降血脂、降血糖和防大肠癌的作用。

　　"五畜为益"，是指牛、羊、豕（猪）、犬、鸡之类的动物性食物为生命机体营养的补益，这里泛指肉食类及海产品。这些高蛋白、高脂肪、高能量的食品是人体生长、修复组织及增强抗病能力的重要营养物质。肉类食物含有丰富的氨基酸，可以弥补植物蛋白质的不足。

细嚼慢咽抗衰老

　　中老年人由于肠胃功能逐渐减退，所以吃饭时更要细嚼慢咽。假如说一口食物嚼20次（理想的是30次），食物的粉碎程度是10分，嚼10次可能就是5分，食物吸收时可不是什么标准都行的，剩下的那5分就需要胃"额外付出"了。所以吃饭太快会增加胃的负担，造成胃部肌肉疲惫，胃动力随之下降，而过于粗糙的食品还会直接磨损胃黏膜。另外，由于咽得太快，一些坚硬、尖锐的食物容易卡住喉咙，还容易产生胀气的问题。细嚼慢咽能促进唾液分泌，唾液有一定的杀菌及防癌功能，所以，中老年人吃饭时还是细嚼慢咽好。

少吃多餐保健康

　　随着年龄的增长，中老年人由于咀嚼能力和吞咽能力的减弱，以及食欲的降低，每餐都吃不了多少东西，加上进食时间拖得较长，很多中老年人的日常三餐都不能定量，也就无法达到身体对食物的需求。因此，为了每天摄取足够的热量和营养，可以在三次主餐之间加餐，把每天的饮食分成五餐或者六餐进行，实现少量多餐。

清晨饮水有益健康

　　水，是人体重要的七大营养素之一。祖国医学认为，水有助阳气、通经络的作用。现代医学认为，水是构成人体组织的重要成分，成人体重的60%是水。体

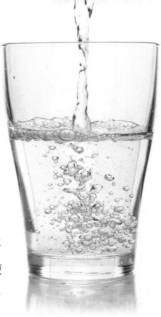

内新陈代谢都需要水来参加才能完成,因此可以说,水是生命的源泉。

人到老年,随着年龄的增长,体内固有的水分和细胞中的水分逐渐减少,出现了慢性、生理性失水现象。这是中老年人皮肤干燥、皱纹增多的原因之一。由于长期皮肤干燥、皮脂腺分泌减少,以致皮肤对致病菌的抵抗力下降,易患皮炎、湿疹等皮肤病。此外,中老年人体内水分减少,还可使肠内正常的黏液分泌减少,使粪便在肠内停留过久,粪便中细菌产生的有害物质在肠内堆积过多,被人体吸收后会产生头痛、头晕、精神不振等症状。粪便中的毒素又是诱发大肠癌的有害物质。

水对中老年人有着更重要的作用。科学研究和实践证明,老人每天早上喝一杯水,并能做到持之以恒,对健康和延年益寿有如下好处。

①**利尿作用:**清晨空腹饮水,15～30分钟就会产生利尿作用,其效果迅速而明显。

②**促进排便:**清晨饮水可预防习惯性便秘。由于胃肠得到及时的清理洗刷,粪便不会瘀积干结。同时,饮水对胃肠也是一种轻微的刺激,能促使胃肠蠕动,有利于排便。

③**排毒作用:**许多家庭有晚餐吃得丰盛的习惯,因此,晚餐摄入的动物蛋白及盐分较多。动物蛋白在体内分解代谢会产生一定的毒性物质,早晨起床及时饮水,可通过促进排尿,尽快把它们排出体外。

④**预防高血压、动脉硬化:**若在早晨起床后马上喝杯温开水,有利于把头天晚餐吃进体内的盐分很快排出体外。平时饮水多、爱喝茶的人高血压及动脉硬化发病率相对较低。

⑤**预防心绞痛:**人体通过一夜的睡眠后,体内水分随尿液、汗液和呼吸丢失许多,血液会变得黏稠,血管腔也因血容量减少而变窄,这常使供给心脏血液的冠状动脉发生急性供血不足,甚至发生闭塞。因此,心绞痛及心肌梗死多发生在清晨及上午9点左右。中老年人如在清晨喝杯水,就能达到补充水分、降低血液

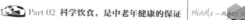

黏稠度和扩张、复原血管的目的，从而减少心绞痛及心肌梗死的发生。

清晨饮水应以白开水为好，饮水量一般宜为 200 ~ 400 毫升，过多饮水对胃不利，也影响早餐进食，故要适量。

常吃水果可防衰老

水果，酸甜适口，人人喜食。它们不仅是人们日常茶余饭后的一种享受，而且能为人体提供丰富的维生素和无机盐。水果中的各种营养成分，有助于中老年人保健，有助于一些老年病的防治，并能增强免疫功能。因此，中老年人应经常吃些新鲜的水果。桃、梨、杏、哈密瓜等富含维生素 A 的水果，可润肌肤、养毛发、减皱纹、护眼力，减轻衰老症状。

近年来，一些医学专家研究证明，苹果像降血脂药物一样，能使血液中的胆固醇降低。苹果本身不含胆固醇，但它能促进胆固醇从胆汁中排出；苹果中含有大量果胶，能阻止肠内胆固醇重吸 收， 使胆酸排出体外，从而减少胆固醇含量；苹果在肠道分解出来的乙酸，有利于胆固醇代谢；苹果还含有丰富的维生素 C 、果糖、微量元素等，这些都有促进胆固醇代谢的作用。由此可见，苹果对中老年人，尤其是胆固醇高的人，称得上是最理想的水果。

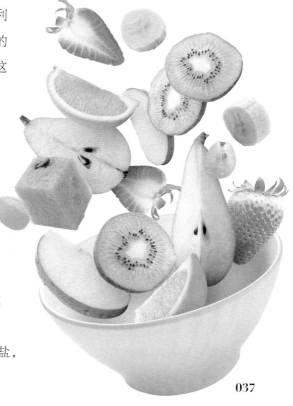

中老年人由于胃肠蠕动减慢，易患便秘，可常吃些香蕉、桃、橙子等，这些水果具有缓泻作用。胃肠功能不良、经常患有腹泻的中老年人，可适量吃些石榴，石榴具有收敛、固肠作用，能止泻理肠。香蕉富含糖类和无机盐，常食能使中老年人提神爽气。香蕉中还含有丰富的钾，对减轻动脉硬化的程度，治疗高血压有效。科学家们推荐的 15 种治疗高血压食物里，香蕉名列前茅。

水果的防病健身作用，是其他食物所不可替代的，如柑橘富含无机盐，能清火益胃；生山楂、柚子对防治老年虚火有效。

水果虽好，但中老年人每次不宜吃得太多，可采取少量多餐的方法。饭前不宜吃水果，以免影响正常进食及消化。胃酸过多者不宜吃李子、山楂、柠檬等含有机酸较多的水果；患糖尿病的中老年人，不但要少吃糖，也应少吃含糖高的水果，如梨、香蕉、苹果、柑子等。

常喝醋健身又防病

醋是人们日常生活中不可缺少的调味品。它含有 3% ~ 6% 的酸味成分，其醋酸含量在 90% 以上，还含有柠檬酸、乳酸、氨基酸、琥珀酸、葡萄糖、苹果酸，以及钙、磷、铁、B 族维生素、醛类化合物及食盐等。醋不仅可以调味，而且能使胃酸增多，增强消化，提高食欲，杀灭病菌，是中老年人的保健食品。

醋在日常生活中用途很广，有人说，醋是营养的"强化剂"。在烹调菜肴时加点醋，可以使食物中的水溶性维生素 C 的化学结构稳定，不易因烹煮而破坏，从而保护了食物中的营养成分。醋既能使菜肴脆嫩爽口，同时又能促进食物中铜、锌、铬等微量元素的溶解和吸收；醋还能溶解植物纤维和动物骨质，烧鱼、炖肉、炖排骨时放些醋，能溶解其中的钙质，以利于身体的吸收利用。中老年人经常食醋，还能起到软化血管、促进睡眠、预防感冒及清凉防暑等作用。

中医称醋为苦酒、米醋。醋性温，味苦酸、具有散瘀、止血、解毒、杀虫等功效。李时珍说："大抵醋治诸疮肿积块、心腹疼痛、痰血血病，杀鱼肉菜及诸虫毒气，无非取其酸收之意，而又有散瘀解毒之功。"由此可见，醋具有防治动脉硬化之功能。临床实践证明，醋蛋对防治中老年人动脉硬化等疾病有效。其方法是：

用米醋 180 毫升，盛入瓶内，放入鸡蛋 1 个，浸泡 48 小时，蛋壳软化后，用筷子将蛋壳挑破，再将蛋清、蛋黄与醋一起搅匀，即成醋蛋液。每天早上空腹服 25 毫升（服用时加 2～3 倍的水和适量蜂蜜后调匀），分 7 天服完。

少盐有助于延年益寿

　　盐是"百味之王"，是人们生活中不可缺少的重要调味品，也是人体内氯和钠的主要来源。但因氯与钠广泛存在于肉、鱼、蛋、蔬菜和水果等动植物食品中，所以正常膳食中一般很少缺钠。据研究，成年人每日钠的适宜摄入量为 1100～3300 毫克，这样，每日从天然食物中摄取就足以满足人体对钠的需要，即能维持机体钠的正常代谢，而不需要再加食盐了。但由于人们的日常生活已经习惯用盐，所以当前人们的用盐量已远远超过了生理需要。据我国 1982 年全国营养调查结果和流行病学的调查发现，我国居民每日盐的摄入量平均为 10～15 克，并发现食盐的摄入量与高血压病的发病率有一定关系。

　　盐分摄入过多，对中老年人和患有心脏病、高血压、肾脏病、肝硬化或伴有腹腔积液的病人更会产生不利影响。因此，我国营养学家建议，每人每天食盐供给量应为 6 克左右。由于长期的饮食习惯，造成人们的口味有"轻"有"重"，但这并非生理需要。中老年人为健康长寿着想，应根据个人情况，自我控制食盐量，如患有心、肾、肝病者，可根据医嘱和营养师的指导，采用少盐饮食，即每日只食用 2～4 克盐；或采用无盐饮食，即膳食中不加盐；或采用低钠膳食，即限制食用某些含钠高的食物，如酱菜、挂面、油条、虾皮、油菜、菠菜、芹菜、苋菜等。

　　在古代，人们就懂得食盐过多对身体有害。我国古典医书《黄帝内经》上曾有"多食咸，则凝经而变色"的记载；唐朝名医孙思邈也说："咸多促（短）人寿。"说明古人对过咸之物危害人体早有认识。我国许多著名医学家认为：咸入肾经，适量食用可补肾强骨，为人所必备。而多食则伤肾损肾，使人早衰。所以中老年人的日常饮食中应做到"味适中而不过咸"，特别是汤羹之味，更需淡美。

Middle-aged and old people
Health pillow book
中老年健康枕边书

总之，少吃盐对预防高血压、减少心肌损害和脑血管意外有益处。因此，少盐益寿的说法，是有一定科学道理的。

中老年人饮食不应太重口

中老年人的脾胃一般都较虚弱，脾开窍于口，反映到口味上就是味觉不灵敏了。这正如现代医学所说，随着年龄的增长，味蕾越来越少，味觉功能的退化，导致味觉日益迟钝。所以，有些中年人喜食厚味、浓味。长期这样，对身体健康极为不利。

中老年人肾气逐渐亏虚，脾胃功能也逐渐减弱，如果日常饮食不当，更容易伤身。若多吃味道浓厚的食品，容易使脾胃功能受损，营养成分不能消化吸收。而且太甜、太酸、太咸、太辣等厚味都有损于健康。现代医学研究发现，高血压、动脉硬化、心肌梗死、肝硬化、脑卒中以及肾脏病的增加，与过量食盐有密切关系。因为盐起着高血压触发剂的作用，如过食咸味，使细胞内盐积聚，就会破坏神经细胞和血管的平滑肌，使血管狭窄，血压升高。此外，人们在日常生活中，若过多食盐，轻则口渴，胃部灼热疼痛，重则呕吐、腹泻，牙龈肿痛出血。吃糖多则可使血脂增高，引起糖尿病。多糖饮食还可致肥胖，易引发心血管疾病、胆石症。而太辣、太酸，也都会刺激和损伤胃肠黏膜，引起慢性炎症。以上所述，可见厚味对中老年人的害处。

中老年人因身体老化而导致的食欲不振，不应用"厚味"来解决。最好的办法是要多渠道增强食欲。首先，可以在烹调时将不同颜色、

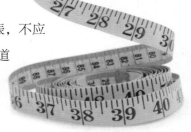

味道的食品加以调配，做到"色美味鲜"。其次，应该改善进食环境，且不酗酒、不吸烟，减少对消化道的刺激。再次，吃饭要定时定量，且不要让主餐之外的零食打乱定时进食习惯，"叨扰"肠胃，导致食欲的减退。最后，每吃一口饭要细嚼慢咽。不少食物需要细嚼，才能体验到其鲜美感。同时还可刺激产生大量唾液，提高口感，有利于吸收。

喝咖啡注意事项

咖啡是当今世界上消费量最大的一种饮料。相当一部分中老年人，尤其是一些中老年知识分子，养成了喝咖啡的习惯。咖啡中含有咖啡因，饮后能使人振奋精神，消除疲劳，提高脑的活动能力，并能增进食欲、促进消化等。经常适量饮用咖啡，还有减肥、提高运动能力、提高学习效率等作用。但如饮用不当，也可对身体健康产生不利影响。因此，应注意以下几点：

①中老年人所饮咖啡，不宜过浓。浓咖啡能使人心跳加快，引起早搏、心律不齐及过度兴奋、失眠等，从而影响休息和恢复体力。晚上更不宜喝咖啡。

②患有动脉硬化、高血压、心脏病的中老年人，最好不要喝咖啡。科学家研究表明，心脏病患者平均每天饮用 1 ~ 5 杯咖啡，发生心肌梗死的概率要比不喝咖啡者增加 50% 左右；平均每天饮用 6 杯以上者，其发病概率，还要增加 1 倍。

③患有溃疡病的中老年人，也不宜喝咖啡。因为咖啡有刺激胃酸分泌的作用，而胃酸又可导致溃疡病的加重，引起疼痛、出血等。

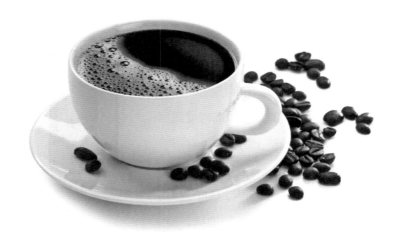

④常饮咖啡的中老年人，应注意补钙。据测定，喝2杯咖啡将损失15毫克的钙。因此，研究者指出，常饮咖啡的成年人，每天需补充100毫克的钙，或喝1～2杯牛奶，也可常吃豆类、黄花菜、芝麻酱、虾皮、海带等含钙丰富的食物，以弥补因喝咖啡引起的钙损失。

⑤有饮酒习惯的中老年人，饮酒后不宜喝咖啡，因为咖啡因能增加酒精引起的损害。酒后用咖啡醒酒，对健康很不利。

⑥患有糖尿病的中老年人，喝咖啡则不宜放糖。

饮酒不宜过量

"酒逢知己千杯少"，逢年过节，亲朋相聚，举杯畅饮，以酒助兴，这也无可非议。而且，少量饮酒，对人体健康还有一定好处。正如《本草备要》所说："少饮则和血运气，壮神御寒，遣兴消愁，避邪逐秽，暖水脏，行药势。"

中老年人少量饮用酒精浓度较低的果酒、葡萄酒、黄酒、米酒、啤酒等，对身体健康有益。一些科学家认为，葡萄酒可以作为某些疾病的辅助治疗剂，尤其对中老年人或身体虚弱、患有失眠症、精神不振的人是良好的滋补剂。而红葡萄酒的抗病毒作用又高于白葡萄酒。但每次饮用葡萄酒的量不宜超过100毫升，过量反倒化利为害了。有人认为，啤酒中的啤酒花具有杀菌和防腐作用，并有清热解毒、镇静、健胃和利尿之功。有的医生还用"啤酒疗法"治疗肺结核、神经衰弱、胃肠消化功能紊乱、血液系统疾病、高血压及心脏病等，尤其对习惯性便秘的疗效更为显著。有资料表明，适量饮酒还可以提高血液中高密度脂蛋白的含量，减少脂类在血管壁上的沉积，对防治动脉粥样硬化有一定作用。

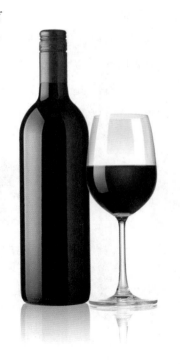

然而，饮酒过量有害无益。因为，这样会"伤神耗血，损胃烁精，动火生痰，发怒助欲，至生

湿热诸病"，是"丧生之源"。有的中老年人嗜酒如命，饭可以一日不吃，酒却不可一日不饮，这对身体是有害的。因为酒精进入人体后，首先通过胃肠道进入血液循环，其中90%要经过肝脏代谢，其他10%则通过肾脏、肺脏等代谢。因此，长期或大量饮酒都会影响肝脏功能，损伤肝细胞，造成老年性肝功能衰退或肝脏萎缩。调查表明，长年大量饮酒者当中，患脂肪肝的人占30%～50%，患肝硬化的人占10%～20%。

心脏病患者过量饮酒更为有害，因为酒精可以造成心动过速，从而增加心脏耗氧量，使心功能异常。对患有冠状动脉粥样硬化的中老年人来说，过量饮酒，则会导致心肌缺血，发生心绞痛、心肌梗死、心律失常，甚至危及生命。此外，中老年人在服药前后，以及服药时切不可饮酒。因为，酒精能影响药物疗效，甚至产生严重后果。

综上所述，大量或长期饮高度酒，对身体健康十分有害。中老年人为健康长寿着想，应改掉不良的饮酒习惯，即使是饮低度酒，也应适量。古人所说"美酒不可多饮"，是有一定科学道理的。

适量补充植物性蛋白质

动物性蛋白质的食物含有的胆固醇和饱和脂肪酸较高，中老年人在充分摄取营养价值高的动物性蛋白质的同时，不可避免地会吸收很多胆固醇和脂肪酸，这对于中老年人的身体健康是不利的。而植物性蛋白质的胆固醇和脂肪酸的含量相对很少，如果将其与动物性蛋白质混合吸收，就能提高其吸收利用率和营养价值。因此，中老年人每天应限制动物性蛋白质食物的摄取量，并且要在饮食中添加植物性蛋白质以进行营养补充。

中老年人饮食宜热

中老年人的抵抗力差，胃肠黏膜已发生退行性变化，胃酸及各种消化酶的分泌逐步减少，使消化功能下降。若吃冷食，可引起胃壁血管收缩，供血减少，并反射性引起其他内脏血循环量减少，不利于健康。因此，中老年人的饮食应稍热一些，以适口进食为宜。

中老年人要多吃藻类食品

人到老年，身体内的微量元素流失速度加快，易导致微量元素缺乏症。而日常的饮食又不能完全满足人体对微量元素的需求，此时不妨多吃一些藻类食品，如紫菜、龙须菜、裙带菜、马尼藻、海带等。另据了解，海藻类食品含有的优质蛋白质、不饱和脂肪酸，正是糖尿病、高血压、心脏病患者所需要的。如海带中的甘露醇有脱水、利尿作用，可治疗老年性水肿、肾功能衰竭、药物中毒；紫菜中的牛磺酸可预防中老年人的大脑衰老。此外，海藻类食品还能滤除锶、镭、镉、铅等致癌物质，有预防癌症的功效，中老年人不妨多多食用。

不能暴饮暴食

《黄帝内经》中说："饮食有节，起居有常。"这是养生、长寿、抗衰老的重要原则。《黄帝内经》中还说："饮食自倍，肠胃乃伤。"饮食过多，会损伤肠胃，这是大家都知道的道理。

中老年人由于消化功能逐渐减弱，解毒能力低下，血管弹性变弱，尤其不少人动脉硬化，更经不起暴饮暴食所带来的危害。暴饮暴食会严重地破坏中老年人的饮食平衡，加重肠胃负担，引起消化不良，以致引起胃痛、呕吐、腹胀、嗳气等症状，严重者可导致胃炎、肠炎、胰腺炎、胃穿孔等。此外，暴饮暴食易导致营养过剩，中老年人摄入脂肪过多，脂肪和胆固醇在血管壁上就会不断沉积，导致血管硬化，失去弹性及收缩力，甚至引起管腔狭小，引发心绞痛或心肌梗死等严重疾病。所以，饮食宜定时定量，注意饥饱得当，适可而止，这样可维持胃肠的正常功能，有利于消化吸收。

不能偏食植物油

当今世界，许多人对动物脂肪颇具戒心，因为食用含有大量饱和脂肪酸的动物脂肪易使胆固醇、血脂增高，导致动脉粥样硬化和冠心病。不少中老年人"望荤生畏"，不敢食荤。殊不知，长期偏食植物油，也可以引起血管障碍和心脏病，对健康同样不利。

一般情况下，人体的脂质代谢功能正常时，即使摄入较多的饱和脂肪酸，仍能把胆固醇调节到正常水平。当脂质代谢失常时，即使没有摄入饱和脂肪酸，其胆固醇含量仍会很高。这是由于外来的动物脂肪少时，体内的脂肪会加速分解，并把糖类转化成脂肪，结果会出现继发性高脂血症，促进动脉粥样硬化的形成。

近年来，医学家和营养学家们研究表明，植物油中含有较丰富的不饱和多烯酸，这种物质很容易发生自动氧化而生成过氧化物。因此，当偏食植物油时，可使体内的不饱和多烯酸增多，从而使体内生成的过氧化物增加。过氧化物不仅可使红细胞膜与线粒体膜受破坏，导致发生溶血等症状，而且还可与蛋白质结合生成老化色素——脂褐素，形成老人斑。如果过氧化物在血管壁上形成时，可使血管老化，造成动脉硬化；在肝脏上形成时，则成为肝硬化的病因之一；在脑细胞上形成时，可引起脑栓塞。它还可使多种维生素，尤其是维生素 C 氧化分解，失去正常功能，从而影响人体对维生素的吸收利用，导致维生素缺乏。

事实上，无论是动物油还是植物油，都是维持生命的重要营养，关键是必须保持营养物质的平衡，过多或偏食哪一种，对人体健康都不利。因此，中老年人在饮食条件日益改善的情况下，应以食用植物油为主，适当食用动物油。食用的动、植物油可根据身体状况和需要及劳动强度的大小科学搭配，较理想的配合方法是在 2 份植物油中添加 0.5 ～ 1.0 份动物油，以求得饱和脂肪酸与不饱和脂肪酸两者的比例合理。这样既可以增加菜肴的风味，又不会导致疾病。

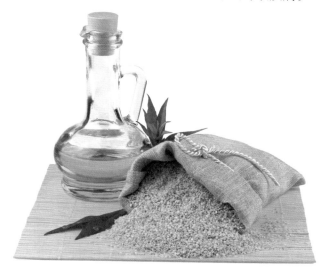

3. 五脏调养有方法

俗话说："内养五脏，外养精神。"五脏健康，人体就健康。中老年人更应该注重调养身体五脏，让身体更加有精神。

养心活血身体旺

《黄帝内经》把人体的五脏六腑命名为十二官，其中，心为君主之官。把心称为君主，就是肯定了心在五脏六腑中的重要性，心是脏腑中最重要的器官。在中医理论中，心为神之居、血之主、脉之宗，在五行属火，配合其他所有脏腑功能活动，起着主宰生命的作用。心的主要生理功能有两个：

心主血脉。心主血脉包括主血和主脉两个方面。全身的血，都在脉中运行，依赖于心脏的推动作用而输送到全身。脉，是气血流行的通道，又称为"血之府"。心脏是血液循环的动力器官，它推动血液在脉管内按一定方向流动，从而运行周身，维持各脏腑组织器官的正常生理活动。因此，心气旺盛、心血充盈、脉道通利，心主血脉的功能才能正常，血液才能在脉管内正常运行。若心血亏虚，会出现贫血、

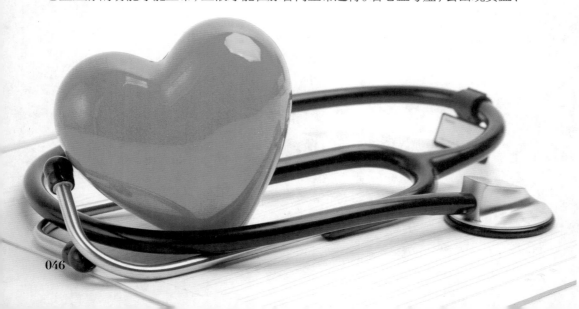

出血、心绞痛、心悸缺血等病症。

心主神志。神志指精神、思维、意识活动。心主神志的功能正常，则精神健旺，神志清楚；反之，神志异常，出现惊悸、健忘、失眠、癫狂等症候，而且可引起其他脏腑的功能紊乱。

心的生理功能是否正常，可显露在面部的色泽变化中。如心气心血不足，会造成面色苍白无华。心在窍为舌，舌为心的外候，又称舌为"心之苗"。心的功能正常，则舌体红润，柔软灵活，味觉灵敏。舌头是暗紫色，主要是由于心阳虚损，或寒滞血脉，血瘀于心流通不畅所致；如果出现舌头变红发肿的症状，或者是心烦失眠等，可能是小肠瘀积了过多的热而影响到心的缘故；心火上炎则舌红，甚至生疮。

养护心脏，日常饮食在于"两多、三少"，多吃杂粮、粗粮，多食新鲜蔬菜、大豆制品。少吃高脂肪、高胆固醇食品，少饮酒，少吃盐。此外，多选择对心脏有益的药材和食物，如莲子、猪心、苦参、当归、五味子、龙眼、苦瓜等。

养肝排毒一身轻

清代医学家周学海在《读医随笔》中说：医者善于调肝，乃善治百病。由此我们可以看出肝对人体健康具有总领全局的重要意义。肝脏的生理功能主要有以下三方面：

肝主疏泄。疏泄，即传输、疏通、发泄。肝把人体内部的气机生发、疏泄出来，使气息畅通无阻。气机如果得不到疏泄，就是"气闭"，气闭就会引起很多的病理变化，譬如出现水肿、瘀血、女子闭经等。肝就是起到疏泄气机的功能。如果肝气郁结，就要疏肝理气。此外，肝还有疏泄情志的功能。人都有七情六欲、七情五志，也就是喜、怒、哀、乐这些情绪。这些情志的抒发也靠肝脏。肝还疏泄"水谷精微"，是指人们吃进去的食物变成营养物质，由肝把它们传输到全身，若肝疏泄失常，还易患脂肪肝、高脂血症等疾病。

肝主藏血。肝有贮藏血液和调节血量的功能。当人体在休息或情绪稳定时，机体的需血量减少，大量血液贮藏于肝；当劳动或情绪激动时，机体的需血量增加，肝就排出其所储藏的血液，以供应机体活动的需要。如肝藏血的功能异常，则会引起血虚或出血的病变。若肝血不足，不能濡养于目，则两目干涩昏花，或为夜盲；若失于对筋脉的濡养，则筋脉拘急、肢体麻木、屈伸不利等。

肝主筋。筋的活动有赖于肝血的滋养。肝血不足，筋失濡养可导致一系列症状，如前所述。若热邪炽盛，灼伤肝的阴血，可出现四肢抽搐、牙关紧闭、角弓反张等，中医称之为"肝风内动"。

中医讲肝与胆相表里，有"肝胆相照"之说，人们通常把肝脏比作一个"化工厂"，因为人体胃肠道吸收的各种营养物质，如蛋白质、糖类、脂肪、维生素等，或是有害物质、毒素，都要经过肝脏来处理，肝有过滤的作用。

养肝应先从调畅情绪开始，养肝最忌发怒，因此，平时应尽量保持稳定的情绪。其次，饮食方面也应多注意，应多食强肝养血、排毒护肝的食物和药材，如枸杞子、猪肝、西红柿、花菜、天麻、柴胡、菊花、车前草等。

养好脾胃克百病

脾位于中焦，即腹腔上部，在膈之下。脾的主要生理功能包括：

脾主运化。一是运化水谷的精微。饮食入胃，经过胃的腐熟后，由脾来消化吸收，将其精微部分通过经络，上输于肺，再由心肺输送到全身，以供各个组织器官的需要。二是运化水液。水液入胃，也是通过脾的运化功能而输布全身的。若脾运化水谷精微的功能失常，则气血的化源不足，易出现消瘦、四肢倦怠、腹胀便溏，甚至引起气血衰弱等症。若脾运化水液的功能失常，可导致水液潴留、聚湿成饮、湿聚生痰或水肿等症。

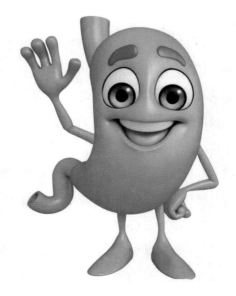

脾主升清。脾主升清是指脾主运化，将水谷精微向上输送至心肺、头目，营养机体上部组织器官，并通过心肺的作用化生气血，以营养全身。

脾主统血。所谓脾主统血，是指脾有统摄（或控制）血液在脉中运行而不致溢出脉外的功能。机制在于脾主运化、脾为气血生化之源，脾气健运，则机体气血充足，气对血液的固摄作用也正常。

脾胃在人体中的地位非常重要，《黄帝内经·素问·灵兰秘典论》中说道："脾胃者，仓廪之官，五味出焉。"将脾胃的受纳运化功能比作仓廪，也就是人体内的"粮食局长"，身体所需的一切物质都归其调拨，可以摄入食物，并输出精微营养物质以供全身之用。如果脾胃气机受阻，脾胃运化失常，那么五脏六腑无以充养，精气神就会日渐衰弱。

中医认为："脾胃内伤，百病由生。"脾胃为后天之本，气血生化之源，关系到人体的健康，以及生命的存亡。内伤脾胃，就容易感受外邪，招致百病。所以，中医十分强调脾胃对人体的重要作用，认为养生要以固护脾胃为主。养脾要和养胃结合起来。因为脾胃起升清降浊的作用，所以饮食千万不要过饱，否则就会增加脾胃的负担，会引起很多的问题。

人到中老年，消化液减少、机械性消化功能减弱，很容易造成消化不良、脾胃虚弱。因此，中老年人在养生方面，日常饮食要做到：节制饮食，不偏食；饮食宜清淡、宜慢；饭菜要烂、要热；多吃蔬菜、水果。

养好肺通一身之气

肺为"相傅之官"，是因为肺有以下三大功能，即肺主气、主肃降、主皮毛。

主气。肺主全身之气。肺不仅是呼吸器官，还可以把呼吸之气转化为一种正气、清气而输选到全身。《黄帝内经》提到"肺朝百脉，主治节"。百脉都朝向于肺，它是通过气来调节治理全身的。

主肃降。肺居在西边，就像秋天。秋风扫落叶，落叶簌簌而下。因此肺在人体当中，起到肃降的作用，即可以肃降人的气机。肺是肺循环的重要场所，它可以把人的气机肃降到全身，也可以把人体内的体液肃降和宣发到全身各处。肺气的肃降是跟它的宣发功能结合在一起的，所以它又能通调水道，起到循环的作用。

主皮毛。人全身表皮都有毛孔，毛孔又叫气门，是气出入的地方，由肺直接主管。呼吸主要是通过鼻子，所以肺又开窍于鼻。

养肺有多种方法，中医提出"笑能清肺"。笑能使胸廓扩张，肺活量增大，胸肌伸展，能宣发肺气、调节人体气机的升降、消除疲劳、驱除抑郁、解除胸闷、恢复体力，使肺气下降、与肾气相通，并增加食欲。清晨锻炼，若能开怀大笑，可使肺吸入足量的大自然中的"清气"，呼出废气，加快血液循环，从而达到心肺气血调和，保持人的情绪稳定。

《黄帝内经》还介绍了一种闭气的呼吸方法，就是闭住呼吸，叫"闭气不息七遍"。这种闭气的方法有助于增强肺功能。具体方法是先闭气，闭住之后停止，尽量坚持到你不能忍受的时候再呼出来，如此反复七遍。

饮食养肺也是非常重要的一个方面，应多吃老鸭、杏仁、玉米、大豆、黑豆、冬瓜、西红柿、藕、甘薯、猪皮、贝类、梨等养肺食物，常用的养肺药材有冬虫夏草、沙参、鱼腥草、贝母等，但要按照个人体质、肠胃功能酌情选用。

此外，养肺要少抽烟，注意作息。每天坚持跑步、散步、打太极拳、做健身操等运动，以增强体质，提高肺脏的抗病能力。

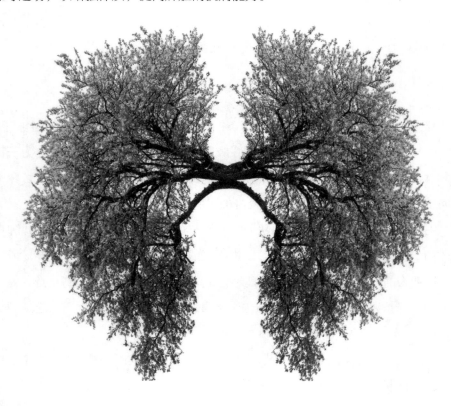

养好肾则精气十足

肾，作为人体一个重要的器官，是人体赖以调节有关神经系统、内分泌系统及免疫系统的基础。肾是人体调节中心，人体的生命之源，主管着生长发育、衰老死亡的全过程。《黄帝内经》说："肾者，作强之官。"这就是在肯定肾的创造力。"作强之官"，"强"，从弓，就是弓箭，要拉弓首先要有力气。"强"就是特别有力，也就是肾气足的表现，可见我们的力量都是从肾来的，肾气是人体力量的来源。

肾的功能主要有三个方面：主藏精，主水液代谢，主纳气。

肾主藏精。肾的第一大功能是藏精，精分为先天之精和后天之精，肾主要是藏先天的精气。肾还主管一个人的生殖之精，主生殖能力和生育能力，肾气的强盛可以决定生殖能力的强弱。在整个生命过程中的生、长、壮、老各个阶段，其生理状态的不同，决定于肾中精气的盛衰。故《素问》说："肾者主蛰，封藏之本，精之处也。"因此，平时应注意维护肾中精气的充盛，维护机体的健康状态。

肾主水液代谢。《素问·逆调论》："肾者水脏，主津液。"这里的津液主要指水液。中医学认为人体水液代谢主要与肺、脾、肾有关，其中肾最为关键。一旦肾虚，气化作用就会失常，可发生遗尿、小便失禁、夜尿增多、尿少、水肿等。

肾主纳气。纳气也就是接收气。《类证治裁·喘证》中说："肺为气之主，肾为气之根。肺主出气，肾主纳气，阴阳相交，呼吸乃和。若出纳升降失常，斯喘作矣。"气是从口鼻吸入到肺，所以肺主气。肺主的是呼气，肾主的是纳气，肺所接收的气最后都要下达到肾。

根据中医里"五色归五脏"的说法，黑色食物或药物对肾脏具有滋补作用，如黑芝麻、黑豆、黑米等。此外，海参、核桃、羊肉、栗子、韭菜、西葫芦、马蹄也是良好的养肾食物。

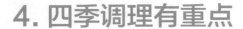

4. 四季调理有重点

人体是一个小宇宙，自然是一个大宇宙，只有顺应自然的变化规律，人体才能达到一个健康的动态平衡！一年分为春、夏、秋、冬四季，在每个季节，万物都遵循着不同的生长状态，中老年人也应该遵循四季规律来合理饮食、调理身体。

春季饮食要点

春天万物复苏，气候由寒变暖。古人云，天人相应，因此中老年人养生也要顺应季节的气候变化，在饮食上要注意"三春"的不同。

首先，春季饮食应以养肝为主，因肝与春气相通应。中医有以脏养脏之说，补养肝脏可通过食用动物肝脏来补养，如猪肝、鸡肝等；补肝血，以猪血、鸭血为佳。

其次，早春饮食应遵循高热量、高蛋白的原则。早春天气还较寒冷，人体为了御寒，要消耗一定能量来维持基础体温，所以早春饮食中，除了谷物类，应选用豆类、芝麻、花生、核桃等食物，以便补充能量。另外，还需要补充优质蛋白质，多食用鸡蛋、鱼类、虾、牛肉、鸡肉等。

第三，春季宜遵循少酸多甘的饮食原则。中医认为，"春日宜省酸增甘，以养脾气"。因为春季肝气较旺，肝旺容易犯脾，所以容易出现脾胃虚弱症状，而酸味的食物会使肝气偏亢，所以春季饮食应少酸涩，忌油腻食物。宜选用甘温之品，以养脾胃。可食用党参、枸杞子、大米、鱼肉、豆腐、竹笋、西红柿、胡萝卜等。

第四，春季宜调补气血。根据春季气候乍暖还寒，人体阳气上升的特点，应以升补、柔补为原则，根据自身的虚弱情况，辨证选用助正气或补元气的滋补品。通常情况下，应选用党参、黄芪、大枣、山药、当归、熟地、何首乌等中药材调补气血，还可选用鸡肉、鸭肉、冬菇、鲫鱼、牛奶、豆浆等食物，以健脾胃之气。

第五，春季养生宜"当需食补"，但必须根据春季人体阴气逐渐升发的特点。对于身体虚弱的中老年人可选用药酒来滋补，如何首乌酒，即用何首乌泡酒饮用，可滋补肝肾、乌发明目、养血活血。有风湿性疾病的患者可服用樱桃酒，将鲜樱桃捣碎或者捣烂，浸入米酒中，可补中益气、祛风除湿，对身体虚弱、风湿关节痛、四肢麻木、腰酸腿痛的中老年患者有很好的调理作用。肝气郁结、胸闷腹胀的中老年人，可选用佛手酒、玫瑰花酒饮用，可疏肝理气、解郁安神、活血化瘀。

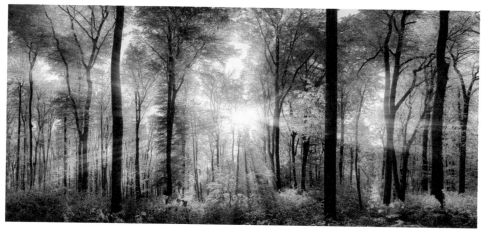

根据春温阳气升发、肠胃积滞较重、肝火易旺、心情易烦躁抑郁、春季瘟疫易于流行的季节特点以及人体阴阳气血的变化，中老年人养生应从护肝为主、疏肝去烦、调补气血、调和脾胃、祛邪化湿、清热泻火六个方面着手，逐步调整食物结构，减少高脂肪膳食，增加植物性食物，注意摄入水果和蔬菜。饮食应以辛温、甘甜、清淡为主，可使人体抗拒风寒、风湿之邪的侵袭，健脾益气，增强体质，减少患病。

夏季饮食要点

夏季炎热，出汗较多，是一年中人体代谢最旺盛的季节。可是，闷热不堪，大汗淋漓，食欲不振，让许多中老年人吃尽了"苦头"。那么，夏季中老年人该如何进补呢？要注意些什么问题呢？

首先，夏季宜清补，饮食宜清淡可口，少食油腻、难消化的食物。夏季进食肉类，应以炖汤为主。在炖汤时还可适量用一些花生、大豆、海带、莲藕、萝卜等。

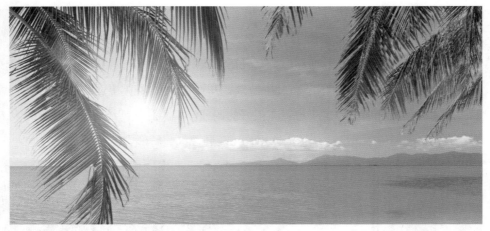

其次，重视健脾养胃，多食易消化的食物。夏季中老年人进补，稀粥是一种很好的食品。它既可补充体内的水分，又可养胃、护胃。在炎热的夏季，如果用牛奶、豆浆、大枣、白扁豆、百合、枸杞子、薏苡仁、鸭肉、兔肉、绿豆或者玉米粉等煮成粥食用，既能补充能量，又能补充人体因大量出汗而失去的水分。

第三，宜食消暑解毒、生津止渴的食物，以平衡体液的消耗，避免中暑。多食清凉食物和各种瓜果，如绿豆、西瓜、苦瓜、黄瓜、玉米、苹果、梨、山竹、甘蔗、银耳等，一方面可以解暑气，另一方面可补充因出汗而损耗的大量体液和矿物质。

第四，宜清热利湿、健脾化湿。由于春季阴雨绵绵，气候潮湿，可导致人体脾胃不适。宜选用藿香、佩兰、薏苡仁、陈皮等煮粥、熬汤食用。

第五，补充足够的水分。炎热的夏季，由于中老年人的大脑神经反应迟钝，难以发出"口渴要喝水"的命令，如果无法及时补充水分，往往会造成脱水的状态，还容易导致血液浓度增加，血循环不畅，引起脑卒中，因此要及时补充水分。

第六，出汗过多、气阴两伤者，宜滋阴益气，可食用玉竹、沙参、西洋参、太子参、鸭肉、牛奶、燕窝等，效果较佳。

第七，因天气过热，导致心情烦躁难以入睡者，应适当食用具有平息心火、养心安神的食物，如苦瓜、百合、小麦、大枣、龙眼肉、酸枣仁、柏子仁等。

第八，对于身体排汗不畅者，应多食用清凉发汗的中药材和食物，如薄荷、桑叶、葛根、莲子心、甘蔗等。

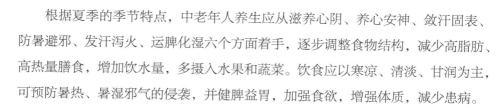

根据夏季的季节特点，中老年人养生应从滋养心阴、养心安神、敛汗固表、防暑避邪、发汗泻火、运脾化湿六个方面着手，逐步调整食物结构，减少高脂肪、高热量膳食，增加饮水量，多摄入水果和蔬菜。饮食应以寒凉、清淡、甘润为主，可预防暑热、暑湿邪气的侵袭，并健脾益胃，加强食欲，增强体质，减少患病。

秋季饮食要点

秋季气候凉爽怡人，但天气干燥，气温不定，根据秋季的季节特点，饮食应贯彻以下几个原则。

第一，饮食应"少辛多酸"。因肺主辛味，肝主酸味，辛能胜酸，秋季要降平肺气，增酸以助肝气，以防肺气太过而伤肝，使肝气郁结。从营养学角度来讲，秋季可食用芝麻、雪梨、蜂蜜、马蹄、银耳、莲子、白萝卜、葡萄、百合、乳制品等食物，还可选用沙参、麦冬、玉竹、贝母、杏仁、白果等益气养阴、润肺化痰的中药材。少吃葱、蒜、胡椒、花椒等辛味之品，多吃酸味的水果和蔬菜，如石榴、葡萄、山楂等。

第二，秋宜引补。中医有言："秋宜引补，冬再进补。"根据秋季的季节特点和补品的性味，宜选择平和性质的补品以增强体质，也称为"平补"，为冬季进补打下基础。秋季进补宜食补为重，可食用山药、大枣、薏苡仁、芡实、香菇、核桃、莲子等，它们皆有补气血、健脾胃的作用。

第三，秋季进补宜调和肝脾。立秋后，落叶纷飞，花木凋谢，中老年人心中容易产生凄凉、苦闷之感，从而诱发消极情绪，为了消除这种"悲秋"情绪，可

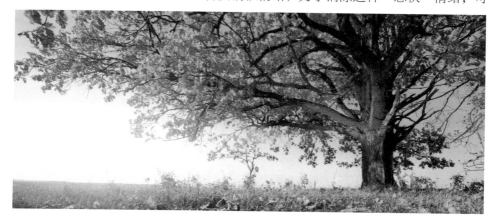

以在饮食上加以调理，食用一些养心安神、解郁疏肝、补脑活血的食物，如核桃、鱼类、猕猴桃、佛手瓜、金针菇、香菇等。由于肝气容易犯脾，肝郁不舒容易导致饮食不佳，吃饭不香甚至毫无食欲，所以适当选用调和肝脾的中药材可起到一定的改善效果，如枳实、佛手、山楂、山药、白扁豆等。

第四，秋季宜多食温食，少食寒凉之物，以颐养胃气。如过时寒凉之品或生冷、不洁瓜果，会导致湿热内蕴，引起腹泻等疾病，所以有"秋瓜坏肚"的民间谚语。中老年人脾胃较虚弱，抵抗力差，尤其要注意。

第五，秋季中老年人宜多食糙米。现代医学证明，秋季经常食用糙米能预防动脉硬化、糖尿病、大肠癌、便秘等疾病，还能改善老年斑，消除疲劳和焦躁不安情绪，提高记忆力，预防老年痴呆。

根据秋季的气候特点，中老年人养生应从滋阴润燥、养肺固表、益肾敛精、疏肝和胃四个方面着手，逐步调整食物结构，进补前先调理脾胃，滋阴润燥的食物要适当补充，适当饮水，多摄入五谷杂粮、水果和蔬菜。饮食应以滋阴润燥、补肝清肺为主，以甘润为主，寒凉调配为要，既可顾护脾胃，还可蓄积阳气，增强体质，减少患病。

冬季饮食要点

冬季是万物生机潜藏的季节。秋去冬来，气温骤降，寒气逼人，人体生理功能减退，阳气渐弱，对能量与营养要求较高，尤其是中老年人更应重视饮食的调理。

第一，重视温补肾阳。中医素有"虚则补之""寒则温之""药补不如食补"之说。因此，中老年人要重视饮食调理，在冬季的日常膳食中要温补肾阳，多食禽蛋、鱼类、豆类、畜肉类等富含蛋白质的食物；二是多食羊肉、狗肉、生姜、花椒等温热性食物；三是多饮热汤，以驱寒暖胃，增进食欲。

第二，冬季宜多食果仁类食物，如核桃、芝麻、松子、花生、杏仁、莲子等，这些食物均有健脾胃、润肺、利肠道、补脑的作用，对中老年人非常有益。此外，这些食物还含有多种微量元素和不饱和脂肪酸，能促进胆固醇代谢，消除动脉血管壁上的沉积物，预防动脉硬化、脑卒中等心脑血管疾病，常食还能抗氧化，改善皮肤上的老年斑，防衰抗老。

第三，慢性消耗性疾病患者，如慢性支气管炎、肺气肿、癌症等患者，饮食应坚持清淡、温软，注意摄入高蛋白、高维生素食物，以平安度过冬季。肺部疾病患者还要选用健脾理气、补肺益肾、止咳化痰的食物，如梨、橘子、百合、白果、杏仁、蜂蜜、猪肺等。

第四，控制平衡饮食，避免发胖。肥胖容易引发多种疾病，如心脑血管疾病、内分泌疾病，而中老年人是心脑血管病的高发人群，更应注意膳食平衡，预防肥胖，控制糖类和脂肪的摄入量，晚餐应严格控制进食量。为了避免脂肪堆积，建议多食新鲜蔬菜和瓜果，主食尽可能杂一些，多吃粗粮，增加维生素的摄入。

第五，多食活血化瘀、通经活络的食物，如鳝鱼、泥鳅、乌鸡、木耳等。冬季寒冷，人体的血管遇寒容易收缩，容易引起高血压，导致动脉硬化、脑卒中等疾病的发生，因此还可选择具有疏通血管作用的药材，如三七、川芎、当归、丹参、牛膝、桃仁等。

根据冬季的气候特点，中老年人养生应从养肾藏精、补虚壮阳、宣肺散寒、濡养脾胃、祛瘀护心、温经通脉六个方面着手，逐步调整食物结构，以温补助阳为主，提高耐寒能力。建议进食高蛋白、高热量、高维生素的食物，但有心脑血管疾病的中老年人进补要适当，以清淡、高蛋白、高维生素、低脂肪的食物为主。适当饮水，多摄入五谷杂粮、水果和蔬菜。

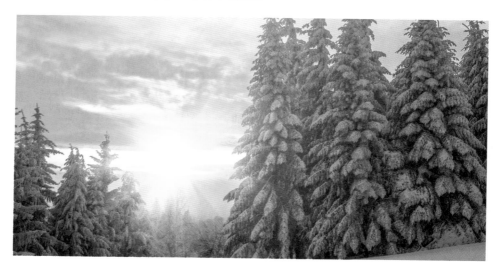

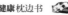

5. 分清体质好调养

一个人爱不爱生病、身体状况如何，是由体质决定的。体质有先天和后天之分，先天的体质是父母赋予我们的，我们无法改变，但后天的体质却是由我们自己掌握的。因此，我们要注重后天的体质养生。但并不是所有的人都适用于同一种养生方法，养生还需分体质。人的形体有胖瘦、体质有强弱、脏腑有寒热的不同。所受的病邪，也都根据每个人的体质、脏腑之寒热而各不相同，或成为虚证，或成为实证，或成为寒证，或成为热证。就好比水与火，水多了火就会灭，火盛了则水就会干涸，事物总是根据充盛一方的转化而变化。也就是说，不同的体质偏爱不同的疾病。

养生要因人而异，有的放矢，体现个人差异，绝不能所有的人都按照相同的方法养生保健。中老年人要想通过饮食来养生，首先要辨清自己是何种体质，这样才能因人施膳，从而达到养生的目的。

平和体质

平和体质是一种健康的体质，其主要特征为：阴阳气血调和，体型匀称健壮，面色、肤色润泽，头发稠密有光泽，目光有神，鼻色明润，嗅觉通利，唇色红润，不易疲劳，不易生病，生活规律，精力充沛，耐受寒热，睡眠良好，饮食较佳，二便正常。此外，性格开朗随和，对于环境和气候的变化适应能力较强。

平和体质者饮食应有节制，营养要均匀，粗细搭配要合理，少吃过冷或过热的食物。

平和体质一般不需要特殊调理，但人体的内部环境也易受外界因素的影响，如夏季炎热、干燥少雨，人体出汗较多，易耗伤阴津，可适当选用一些滋阴清热的食材或中药材，如百合、玉竹、银耳、枸杞子、沙参、梨、丝瓜、鸭肉、兔肉等。

梅雨季节气候多潮湿，则可选用一些健脾祛湿的食物或中药材，如鲫鱼、茯苓、白扁豆、山药、红豆、莲子、薏苡仁、绿豆、马蹄、冬瓜等。

气虚体质

气虚体质是由于一身之气不足，以气虚体弱、脏腑功能状态低下为主要特征的体质状态。其主要特征为：元气不足，肌肉松软不实，平素语音低弱，气短懒言，容易疲乏，精神不振，易出汗，舌淡红，舌边有齿痕，脉弱，易患感冒、内脏下垂等病。此外，性格内向，不喜冒险，不耐受风、寒、暑、湿邪。

气虚体质者平时应多食用具有益气健脾作用的食物，如白扁豆、红薯、山药等。不吃或少吃荞麦、柚子、菊花等。

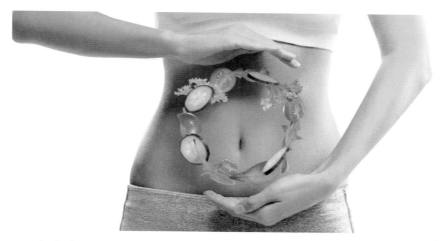

气虚体质者宜吃性平偏温、具有补益作用的中药材和食材。这类中药材有人参、西洋参、党参、太子参、山药等；果品类有大枣、葡萄干、苹果、龙眼肉、橙子等；蔬菜类有白扁豆、红薯、山药、莲子、白果、芡实、南瓜、包心菜、胡萝卜、土豆、香菇等；肉食类有鸡肉、猪肚、牛肉、羊肉、鹌鹑蛋等；水产类有淡水鱼、泥鳅、黄鳝等；调味料有麦芽糖、蜂蜜等；谷物类有糯米、小米、大豆制品等。

阳虚体质

阳虚体质是指人体的阳气不足，人的身体出现一系列的阳虚症状。其主要特

Middle-aged and old people
health pillow book
中老年健康枕边书

征为：畏寒怕冷，手足不温，肌肉松软不实，喜热饮食，精神不振，舌淡胖嫩，脉沉迟，易患痰饮、肿胀、泄泻等病，感邪易从寒化。此外，性格多沉静、内向，耐夏不耐冬，易感风、寒、湿邪。

阳虚体质者平时可多食牛肉、羊肉等温阳之品，少吃或不吃生冷、冰冻之品。

阳虚体质者可多食温热之性的药材和食材。这类中药材有鹿茸、杜仲、肉苁蓉、淫羊藿、锁阳等；果品类有荔枝、榴梿、龙眼肉、栗子、大枣等；干果中最典型的就是核桃，可以温肾阳，最适合腰膝酸软、夜尿多的中老年人；蔬菜类包含生姜、韭菜、辣椒、山药等；肉食类有羊肉、牛肉、鸡肉等；水产类有虾、黄鳝、海参、鲍鱼、淡菜等；调味料有麦芽糖、花椒、茴香、桂皮等。

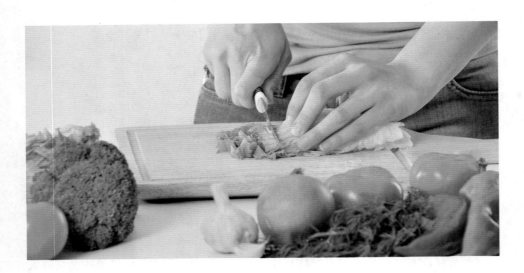

阴虚体质

阴虚是指精血或津液亏损。其主要特征为：口燥咽干，手足心热，体形偏瘦，鼻微干，喜冷饮，大便干燥，舌红少津，脉细数，易患虚劳、失精、不寐等病，感邪易从热化。此外，性情急躁，外向好动、活泼，耐冬不耐夏，不耐受暑、热、燥邪。

阴虚体质者平时应多食鸭肉、绿豆、冬瓜等甘凉滋润之品，少食羊肉、韭菜、辣椒等性温燥烈之品。

阴虚多源于肾、肺、胃或肝的不同症状，应根据不同的阴虚症状而选用中药材或食材。常用的中药材有银耳、百合、石斛、玉竹、枸杞子等；食材类有石榴、葡萄、柠檬、苹果、梨、香蕉、罗汉果、西红柿、马蹄、冬瓜、丝瓜、苦瓜、黄瓜、菠菜、生莲藕等。新鲜莲藕非常适合阴虚内热的人食用，可以在夏天榨汁喝；如果藕稍微老一点儿，质地粉，补脾胃效果则更好。也可以利用以上的中药材和食材做成药膳，不仅美味，而且营养丰富、滋阴润燥。

血瘀体质

血瘀体质的人血脉运行不通畅，不能及时排出和消散离经之血，久之，就会淤积于脏腑器官组织之中而产生疼痛。其主要特征为：肤色晦暗，色素沉着，容易出现瘀斑，口唇黯淡，舌暗或有瘀点，舌下络脉紫暗或增粗，脉涩，易患癥瘕及痛证、血证等。此外，血瘀体质者易烦、健忘，不耐受寒邪。

血瘀体质者应多食山楂、红糖、玫瑰等，不吃收涩、寒凉、冰冻的食物。

血瘀体质者养生重在活血祛瘀，补气行气。调养血瘀体质的首选中药材是丹参，丹参是著名的活血化瘀中药，有促进血液循环、扩张冠状动脉、增加血流量、防止血小板凝结、保护心肌缺血的功效。另外，桃仁、红花、当归、三七、川芎和益母草等中药对于血瘀体质者也有很好的活血化瘀功效。食材方面，山楂、金橘、韭菜、洋葱、大蒜、桂皮、生姜、菇类、螃蟹、海参等都适合于血瘀体质者食用。

痰湿体质

痰湿体质者脾胃功能相对较弱，气血津液运行失调，导致水湿在体内聚积成痰。其主要特征为：体形肥胖，腹部肥满，面部皮肤油脂较多，多汗且黏，胸闷，痰多，口黏腻或甜，喜食肥甘甜黏，苔腻，脉滑，易患消渴、脑卒中、胸痹等病。此外，性格偏温和、稳重，多善于忍耐，对梅雨季节及湿重环境适应能力差。

痰湿体质者饮食以清淡为主，多食粗粮，夏多食姜，冬少进补。

痰湿体质者养生重在祛除湿痰，畅达气血。宜食味淡、性温平之食物。中药材方面可选红豆、白扁豆、山药、薏苡仁等有健脾利湿功效的，也可选生黄芪、茯苓、白术、陈皮等有健脾益气化痰功效的。食材方面宜多食粗粮,如玉米、小米、紫米、高粱、大麦、燕麦、荞麦、大豆、黑豆、芸豆、蚕豆、红薯、土豆等。有些蔬菜,如芹菜、韭菜,含有丰富的膳食纤维,也非常适合痰湿体质者食用。

湿热体质

湿热体质是以湿热内蕴为主要特征的体质状态。常表现为:面垢油光,易生痤疮,口苦口干,身重困倦,大便黏滞不畅或燥结,小便短黄,男性易阴囊潮湿,女性易带下增多,舌质偏红,苔黄腻,脉滑数,易患疮疖、黄疸、热淋等病。此外,容易心烦急躁,对夏末秋初湿热气候湿重或气温偏高环境较难适应。

湿热体质者饮食以清谈为主,可多食红豆,不宜食用冬虫夏草等补药。

湿热体质者养生重在疏肝利胆,祛湿清热。饮食以清淡为主。中药材方面可选用茯苓、薏苡仁、红豆、玄参等具有清热利湿功效的。食材方面可多食绿豆、芹菜、黄瓜、丝瓜、荠菜、芥蓝、竹笋、藕、紫菜、海带、四季豆、兔肉、鸭肉等甘寒、甘平的食物。湿热体质者还可适当喝些凉茶,如决明子、金银花、车前草、淡竹叶、溪黄草、木棉花等,可驱散湿热,但不可多喝。

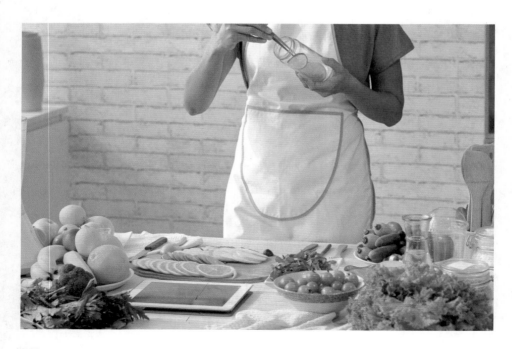

气郁体质

气郁体质者大都性格内向不稳定，敏感多虑。常表现为：神情抑郁，忧虑脆弱，形体瘦弱，烦闷不乐，舌淡红，苔薄白，脉弦，易患脏躁、梅核气、百合病及抑郁症等。此外，气郁体质者对精神刺激适应能力较差，不适应阴雨天气。

气郁体质者宜多食一些行气解郁的食物，如佛手、橙子等，忌食辛辣、咖啡、浓茶等刺激品。

气郁体质者养生重在疏肝理气。中药材方面可选陈皮、菊花、酸枣仁、香附等。陈皮有顺气、消食、治肠胃不适等功效；菊花有平肝宁神静思之功效；香附有温经、疏肝理气的功效；酸枣仁能安神镇静、养心解烦。食材方面可选橘子、柚子、洋葱、丝瓜、包心菜、香菜、萝卜、槟榔、大蒜、高粱、豌豆等有行气解郁功效的食物，醋也可多吃一些，山楂粥、花生粥也颇为相宜。

特禀体质

特禀体质也就是过敏体质，属于一种偏颇的体质类型，过敏后会给病人带来各种不适。其主要特征为：常见哮喘、风团、咽痒、鼻塞、喷嚏等；患遗传性疾病者有垂直遗传、先天性、家族性特征；先天性禀赋异常者或有畸形，或有生理缺陷；患胎传性疾病者具有母体影响胎儿个体生长发育及相关疾病的特征。此外，特禀体质者对外界环境适应能力差。

特禀体质者饮食宜益气固表，起居避免过敏源，加强体育锻炼。

特禀体质者在饮食上宜清淡、均衡，粗细搭配适当，荤素配伍合理。宜多吃一些益气固表的中药材和食材。益气固表的中药材中最好的是人参。另外，防风、黄芪、白术、山药、太子参等也有益气的作用。在食物方面可适当地多吃一些糯米、羊肚、燕麦、大枣、燕窝和泥鳅等。燕麦特别适合过敏体质的人食用，常食可提高机体的免疫力，防止过敏的发生。

Middle-aged and old people
Health pillow book
中老年健康枕边书

6. 中老年各职业营养需求

身体才是革命的本钱，中老年人尤其要注重养生。医学专家指出，职业不同，人所处的环境就不同，其身体消耗情况不一样，营养需求也有差异。想要平衡营养，就要因人而异、因时制宜，适当加以调节。

脑力劳动者的营养需求

脑力劳动者，如设计师、策划员等。他们工作时大多是在办公桌前，长时间的坐姿状态会造成四肢血液循环受阻、静脉曲张或手脚酸麻等现象。脑力劳动者是靠脑子工作，思维劳动强度较大，难免会有烦躁、精神疲倦、神经衰弱等症状。因此，脑力劳动者必须调节好自己的营养。

在日常饮食中，脑力劳动者宜多吃富含维生素 A、维生素 C 及 B 族维生素的食物，如胡萝卜、大枣、龙眼肉等。胡萝卜含有大量胡萝卜素，有养肝明目的作用，还可增强机体的抵抗力。大枣素有"天然维生素丸"之称，含有极高的维生素 C，可提高记忆力，安抚神经、解除忧郁。龙眼肉含有磷脂和胆碱，有助于神经的传

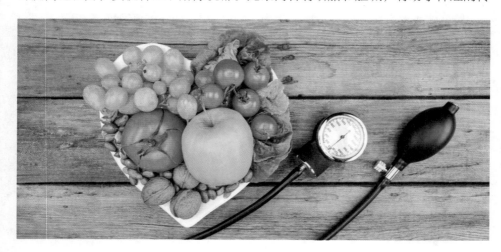

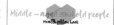

导功能。此外，脑力劳动者应多吃可增强记忆以及健脑的食物，如花生仁、核桃、猪脑等。忌只食精制米面等主食，会破坏血液中的酸碱平衡，容易引起疲劳、健忘、焦躁。

长时间电脑工作者的营养需求

长时间电脑工作者，如网络销售、编辑、作家等。这类人群在荧光屏前工作时间过长，视网膜上的视紫红质会被消耗掉，还会出现头晕、食欲下降、反应迟钝等电脑综合征症状。此外，长时间操作电脑的人因长期姿势不良、全身性运动减少，容易引起腕管综合征与关节炎。

在日常饮食中，长时间电脑工作者应多吃些胡萝卜、花生、核桃、豆腐、大枣、橘子以及牛奶、鸡蛋、动物肝脏、瘦肉等，从而补充人体所需的维生素 A 和蛋白质。另外，用菊花和枸杞子泡成的杞菊茶具有清肝明目的作用，是最适宜长时间电脑工作者饮用的饮品。

夜间工作者的营养需求

夜间工作者，如娱乐场所服务员、出租车司机等。由于过着昼夜颠倒的生活，这对人体的生理和代谢功能都会产生一定的影响，有时会出现头晕、疲倦或者食欲不振的情况。因此，对于在夜间工作或长时间熬夜的人来说，更应注意饮食上的调理。

在日常饮食中，夜间工作者要注意补充维生素 A。胡萝卜、动物肝脏等，都含有丰富的维生素 A，多吃对眼睛有很好的保护作用。宜多食山楂、陈皮等助消化、增强食欲的中药材。另外，宜多食安神、助眠的食物，如牛奶、猕猴桃、莲子等，每晚临睡前喝上一杯热牛奶，对促进睡眠有很好的帮助。莲子是强心安神的中药材，可有效保护神经组织、安定神经、舒缓焦虑。但夜间工作者切勿为了提神，过量食用有刺激性的饮品，如咖啡、浓茶等。此外，夜间工作者忌多食甜食来补充能量，容易引起肥胖症。

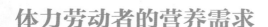

体力劳动者的营养需求

体力劳动者，如建筑工人、集装箱码头的工作人员、超市工作人员等。他们的工作多以肌肉、骨骼的活动为主，能量消耗多，需氧量高，物质代谢旺盛。一天下来，肌肉酸痛、神疲体倦，整个人像漏了气的气球。因此，体力劳动者的饮食应以强健筋骨、化瘀止痛、补充能量为主。此外，像搬运工人这类体力劳动者，在工作过程中还有可能接触一些有害物质。通过合理膳食，在一定程度上可以减少或消除这些有害物质对身体的影响。

在日常饮食中，体力劳动者宜加大饭量来获得较高的热量，适当增加蛋白质的摄入，还要补充充足的水分、维生素和无机盐，宜多吃黑木耳、猕猴桃、橙子、南瓜、木瓜等。另外，由于体力劳动者在工作中难免会遇到碰伤、摔伤的情况，因此宜多食三七、五加皮等散瘀消肿、强壮筋骨的中药材。此外，还要多食抗粉尘的食物，如猪血、胡萝卜、动物肝脏等，它们能保护呼吸道，把毒素排出体外。

高温工作者的营养需求

高温工作者，如炼钢工人、发电厂工人等。他们在高温环境下工作，体温调节、水盐代谢、血液循环等功能都会受到一定程度的影响。高温作业会使蛋白质代谢增强，从而引起腰酸背痛、头晕目眩、体弱多病、代谢功能衰退等症状。因此，高温工作者在饮食上应多加注意。

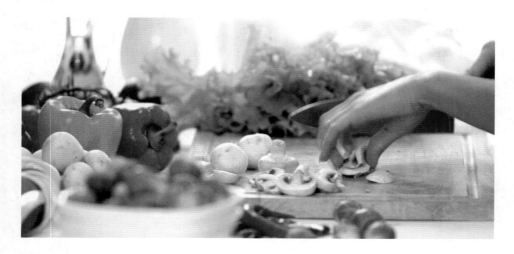

在日常饮食中，高温工作者应多补充蛋白质。高温作业会使蛋白质分解代谢增加，若蛋白质长期缺乏，则可能会造成负氮平衡。另外，要注意补充多种矿物质、维生素以及维持水、盐的平衡。药材方面可选用一些具有清热利尿功效的，如金银花、车前草等。食材方面可多食大豆、黑豆、土豆、草鱼、苦瓜、甜瓜、茼蒿、芹菜等。

低温工作者的营养需求

低温作业对人体的正常生理功能有较大的影响。低温工作者与普通环境下的工作者的生理状态存在着明显的差异，他们在低温环境中作业，体热散失加速，基础代谢率增高。此外，低温会使甲状腺素的分泌增加，使物质的氧化过程加速，机体的散热和产热能力都明显增加。因此其营养的需求也有一定的特殊性。

在日常饮食中，低温工作者要注意补足热量，提高蛋白质的摄入量。羊肉、牛肉、鸡肉、海参等富含蛋白质及脂肪，热量多，可提高机体的御寒能力。此外，补充富含钙和铁的食物可提高机体的御寒能力。含钙的食物主要包括牛奶、豆制品、海带、紫菜、牡蛎、沙丁鱼、虾等；含铁的食物则主要为动物血、蛋黄、猪肝、大豆、芝麻、木耳和大枣等。

放射性环境工作者的营养需求

从事核原料、医院放射性仪器及其他工业、军事工作的人员，由于经常接触放射线的照射，其机体受辐射的损伤很大，长期如此，可能造成生理功能的紊乱或营养不良，最终影响人的身体功能。

在日常饮食中，放射性环境工作者要提高蛋白质的摄入量，以增加白细胞和血小板，防止放射性病症。此外，要多补充各类维生素，以改善机体代谢功能；多摄入无机盐，以促使人的饮水量增加而加速放射性物质随尿液排出；多食黑芝麻及螺旋藻食品，能提高人体的免疫力；多食紫苋菜、绿茶、西红柿、胡萝卜则可抗辐射。

Middle - aged and old people
health pillow book
中老年健康枕边书

7. 中老年人专属补益食物

中老年人应注重食物的选择，宜多选择具有健脑、益寿、减肥、防癌等功效的食物，保障身体健康，延年益寿。

健脑食物

核桃

核桃仁含有丰富的营养素，每百克含蛋白质 15 ~ 20 克、脂肪 60 ~ 70 克、糖类 10 克，并含有人体必需的钙、磷、铁等营养物质，以及胡萝卜素、维生素 B_2 等多种维生素。核桃中所含脂肪的主要成分是亚油酸甘油酯，食后不但不会使胆固醇升高，还能减少肠道对胆固醇的吸收，因此，可作为高血压、动脉硬化患者的滋补品。此外，这些油脂还可供给大脑基质的需要。核桃中所含的微量元素锌和锰是脑垂体所需的重要成分，常食有益于脑的营养补充，有健脑益智作用。

李时珍说：核桃能"补肾通脑，有益智慧"。不少古代人还发明了许多吃核桃的方法，如将核桃 500 克打碎去壳取仁，将核桃仁加冰糖共捣成核桃泥，密闭贮藏在瓷缸中，每次取两茶匙，用开水冲和饮服。据说，用水冲和后浮起的一层白色液体，就是补脑作用最强的"核桃奶"。

核桃不仅是最好的健脑食物，又是神经衰弱的治疗剂。患有头晕、失眠、心悸、健忘、食欲不振、腰膝酸软、全身无力等症状的中老年人，每天早晚各吃 1 ~ 2 个核桃，即可起到滋补治疗作用。

核桃还对其他病症具有较高的医疗效果，如它具有补气养血、润燥化痰、温肺润肠、散肿消毒等功能。

蜂王浆

蜂王浆，又叫蜂乳，是工蜂咽腺分泌的一种半透明、白色浆液。由于蜂王比工蜂的寿命要长 10 ~ 36 倍，所以人们最早发现蜂王浆具有延年益寿的作用。随着近年来的研究发现，蜂王浆还具有多种补益作用。

蜂王浆中含有多种氨基酸、维生素、微量元素及多种酶类及激素等，所以具有很好的促进新陈代谢、增进食欲、营养健脑、安神补血的作用，作为脑力劳动者的保健食品，非常适合。此外，蜂王浆还有增强人体对各种致病因素的抵抗能力，具有刺激性腺，可增强细胞生命力，加强组织器官的再生和修复功能，增进造血器官功能，以及抑制癌细胞生长的作用。

蜂王浆还具有较好的药用功效，用于慢性冠状动脉功能不全的患者，可扩张冠状动脉，增加血流量，提高血红蛋白和血铁含量水平，对病后体虚、小儿营养不良、神经衰弱、老年体衰、传染性肝炎、高血压、糖尿病、风湿性关节炎、十二指肠球部溃疡等症也均有疗效。

黄花菜

黄花菜的营养价值很高。据分析，每百克含蛋白质 14.1 克、脂肪 1.1 克、糖类 62.6 克、钙 463 毫克、磷 173 毫克，以及多种维生素，特别是胡萝卜素的含量最为丰富，干品每百克含量达 3.44 毫克，在蔬菜中名列前茅。对人体健康，特别是胎儿发育甚为有益，因此，可作为孕妇、产妇的必备食品。

研究表明，黄花菜具有显著降低动物血清胆固醇的作用，因此，它又是预防中老年人疾病和延缓机体衰老的佳蔬。黄花菜因含有冬碱等成分，又具有止血、消炎、利尿、健胃、安神等功能，因此其花、茎、叶、根都可入药。用其根端膨大体炖肉或炖鸡，对治疗贫血、老年性头晕等具有较好的效果。

黄花菜虽然味美，但不宜鲜食，因鲜品中含有秋水仙碱素，可使人体中毒甚至危及生命。因此，必须在蒸煮晒干后存放，而后食用。

苹果

每百克苹果含果糖 6.5 ~ 11.2 克、葡萄糖 2.5 ~ 3.5 克、蔗糖 1.0 ~ 5.2 克，还含有微量元素锌、钙、磷、铁、钾及维生素 B_1、维生素 B_2、维生素 C 和胡萝卜素等。有一种说法：每顿饭吃一个苹果，就不用请医生。此话虽然有些夸张，但苹果的营养和药用价值由此可见一斑。又因苹果所含的营养既全面又易被人体消化吸收，所以非常适合婴幼儿、老人和病人食用。

多吃苹果有增进记忆、提高智力的效果。苹果不仅含有丰富的糖、维生素和矿物质等大脑必需的营养素，更重要的是富含锌元素。据研究，锌是人体内许多重要酶的组成部分，是促进生长发育的关键元素。锌通过酶广泛参与体内蛋白质、脂肪和糖的代谢。锌还是构成与记忆力息息相关的核酸与蛋白质的必不可少的元素。缺锌可使大脑皮层边缘部海马区发育不良，影响记忆力。实验也证明，减少食物中的锌，幼童的记忆力和学习能力受到严重障碍。锌还与产生抗体、提高人体免疫力等有密切关系。

苹果具有降低胆固醇含量的作用。法国科研人员经过试验得出：吃苹果可以减少血液中的胆固醇含量，增加胆汁分泌和胆汁酸功能，因而可避免胆固醇沉淀在胆汁中形成胆结石。有实验发现，经常吃苹果的人当中，有 50% 以上的人，其胆固醇含量比不吃苹果的人低 10%。

苹果还具有通便和止泻的双重作用，因为苹果中所含的纤维素能使大肠内的粪便变软；苹果含有丰富的有机酸，可刺激胃肠蠕动，促使大便通畅。另一方面，苹果中含有果胶，又能抑制肠道不正常的蠕动，使消化活动减慢，从而抑制轻度腹泻。

苹果中含有较多的钾，能与人体过剩的钠盐结合，使之排出体外。当人体摄入钠盐过多时，吃些苹果，有利于平衡体内电解质。苹果中含有的磷和铁等元素，易被肠壁

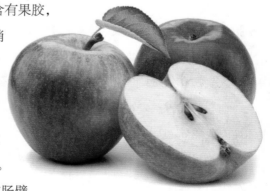

吸收，有补脑养血、宁神安眠作用。苹果的香气是治疗抑郁和压抑感的良药。专家们经过多次试验发现，在诸多气味中，苹果的香气对人的心理影响最大，它具有明显的消除心理压抑感的作用。临床实验证明，让精神压抑患者嗅苹果香气后，心境大有好转，精神轻松愉快，压抑感消失。实验还证明，失眠患者在入睡前嗅苹果香味，能较快入睡。

香蕉

香蕉的营养非常丰富，每百克果肉中含蛋白质1.2克、脂肪0.5克、糖类19.5克、粗纤维0.9克、钙9毫克、磷31毫克、铁0.6毫克，还含有胡萝卜素、维生素B_2、烟酸、维生素C、维生素E及丰富的钾等。

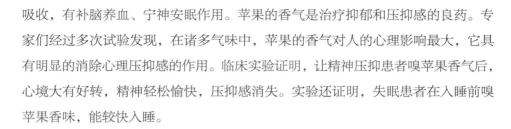

近年来，国外医学专家研究发现，香蕉在人体内能帮助大脑制造一种化学成分——血清素，这种物质能刺激神经系统，给人带来欢乐、平静及瞌睡的信号，甚至还有镇痛的效应。因此，香蕉又被称为"快乐食品"。医学专家研究发现，常吃香蕉可防止高血压。因为香蕉可提供较多的能降低血压的钾离子，有抵制钠离子升压及损坏血管的作用。他们还认为，人体如果缺乏钾元素，就会导致头晕、全身无力和心律失常。又因香蕉中含有多种营养物质，而含钠量低，且不含胆固醇，食后既能供给人体各种营养素，又不会使人发胖。因此，常食香蕉不仅有益于大脑，预防神经疲劳，还有润肺止咳、防止便秘的作用。

香蕉味甘性寒，具有较高的药用价值，主要功用是清肠胃，治便秘，并有清热润肺、止烦渴、添精髓、解酒毒等功效。

由于香蕉性寒，故脾胃虚寒、胃痛、腹泻者应少食，胃酸过多者最好不吃。

葡萄

葡每百克萄含水分87.9克、蛋白质0.4克、脂肪0.6克、糖类8.2克、粗纤维2.6克、钙4.0毫克、磷7.0毫克、铁0.8毫克，并含有胡萝卜素、维生素B_1、维生

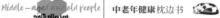

素 B_2、维生素 C、维生素 P、烟酸等。此外，还含有人体所需的十多种氨基酸及大量果酸。因此，常食葡萄，对神经衰弱和过度疲劳均有辅助治疗作用。而葡萄酒作为一种低度饮料，含有十几种氨基酸和丰富的维生素 B_{12} 和维生素 P，更具有味甘、性温、色美、滋补、养人等特点，经常少量饮用，有舒筋活血、开胃健脾、助消化、提神等功效。

我国古代药典对葡萄的利尿、清血等作用和对胃弱、痛风等病的功效均有论述。如《神农本草经》记载："葡萄味甘平，主筋骨湿痹，益气，增力强志，令人肥健，耐饥，忍风寒。久食，轻身不老延年。"用葡萄汁 50 毫升，以文火煎，浓缩至稠黏如膏时，加蜂蜜 1 倍，至沸停火，冷却后装瓶备用。每次 1 汤匙，沸水冲化代茶饮，可治疗热病烦渴。患有贫血、头晕、心悸者，可适量饮服葡萄酒，每日 2 或 3 次。

龙眼

龙眼每百克果肉含水分 81.4 克、蛋白质 1.2 克、脂肪 0.1 克、糖类 16.2 克、粗纤维 0.2 克、钙 13.0 毫克、磷 26.0 毫克、铁 0.4 毫克、维生素 $B_1$0.04 毫克、维生素 $B_2$0.03 毫克、烟酸 1.0 毫克、维生素 C60 毫克。因此，自古被视为滋补佳品。清代著名医学家王士雄则称赞龙眼为"果中神品，老弱皆宜"。

龙眼味甘，性平，主要功用为"开胃益脾，养血安神，补虚长智"。《神农本草经》说它可治"五脏邪气、厌食，安志，除虫毒，久服强魂魄，聪明，轻身不老，通神明"。古时治疗思虑过度、劳伤心脾、健忘怔忡、虚烦不眠、自汗惊悸的"归脾汤"，就是用龙眼肉、炒酸枣仁、炙黄芪、焙白术以及茯神各50克，木香、人参各25克，炙甘草12.5克配制而成的。无病者食之则可补脾胃，助精神。

龙眼可鲜食，也可制成罐头、龙眼膏、速冻龙眼或烘焙成桂圆干等。因其果肉鲜嫩，色泽晶莹，果汁甘美，又具有较高的滋补及营养价值，因此，是现今国际、国内市场上的畅销果品之一。

茶叶

茶叶，是世界著名的三大饮料之一，被称为"东方饮料的皇帝"。经分析，茶叶中含有咖啡因、单宁、茶多酚、蛋白质、糖类、叶绿素、胡萝卜素、芳香油、酶、维生素A原、B族维生素、维生素C、维生素E、维生素P以及无机盐等多种成分。

历代"本草"类医书在提及茶叶时均说它有止渴、清神、利尿、治咳、祛痰、明目、益思、除烦、去腻、驱困轻身、消炎解毒等功效。

近代研究发现，经常饮茶可提神醒脑。茶叶中含有5%左右的生物碱，其主要成分是咖啡因，这种咖啡因在泡茶时有80%可溶进水中，饮用后能兴奋神经中枢，促进新陈代谢，增强心脏功能；并能促进胃液分泌，助消化，解油腻；还能加强横纹肌的收缩功能，因而能使人解除疲劳，提高劳动效率。因此，每天清晨喝一杯茶，会使人精神振作、精力充沛。

茶叶还具有消脂作用，我国古代许多医书中提到，饮茶具有解油消食作用。如《本草备要》中说，"茶有解酒食油腻、烧炙之毒，利大小便，多饮消脂肪，去油"。所以，古代人们把茶叶作为消食饮料。现代医学研究表明，饮茶帮助消化的药理作用，主要是促进人体脂肪的代谢以及提高胃液及其他消化液的分泌量，增进食物的消化吸收。

经常饮茶还有利于降低血压，防止动脉硬化。茶叶中含有的儿茶素和黄酮苷，具有增加微血管弹性、降低血脂以及溶解脂肪的作用，因而能防止血液中或肝脏中胆固醇和中性脂肪的积聚，对防止血管硬化有一定作用。

饮茶虽然好处很多，但也有很多禁忌。神经衰弱的人不宜睡前饮茶；茶叶中所含的咖啡因有促进胃液分泌的作用，能增加胃酸浓度，故患有溃疡病的人不宜饮茶；因茶叶中含有大量鞣酸，能影响人体对铁和蛋白质等的吸收，因此，患有营养不良及缺铁性贫血的人不宜饮茶。还有不宜空腹饮茶，不饮隔夜茶，饭后不宜立即饮茶等。

茶叶因寒味苦，中老年人喝茶时，只宜饮热茶，不能喝凉茶，饮凉茶会伤脾胃。中老年人因脾胃功能趋于衰退，故宜饮淡茶，以红茶和花茶为宜。

鸡蛋

每百克鸡蛋含蛋白质 14.7 克，主要为卵白蛋白和卵球蛋白，其中含有人体必需的 8 种氨基酸，并与人体蛋白的组成极为近似，人体对鸡蛋蛋白质的吸收率可高达 98%。每百克鸡蛋含脂肪 11 ~ 15 克，主要集中在蛋黄里，也极易被人体消化吸收，蛋黄中还含有丰富的卵磷脂、固醇类以及钙、磷、铁、维生素 A、维生素 D 及 B 族维生素。这些成分对增进神经系统的功能大有裨益，因此，鸡蛋又是较好的健脑食品。

鸡蛋黄中含有较多的胆固醇，每百克可高达 1705 毫克，因此，不少人，特别是中老年人对吃鸡蛋怀有戒心，担心因吃鸡蛋引起胆固醇增高而导致动脉粥样硬化。近年来科学家们研究发现，鸡蛋中虽含有较多的胆固醇，但同时也含有丰富的卵磷脂。卵磷脂进入血液后，会使胆固醇和脂肪的颗粒变小，并使之保持悬浮状态，从而阻止胆固醇和脂肪在血管壁的沉积。因此，

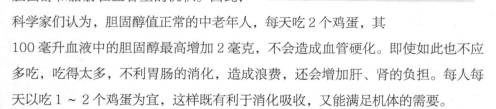

科学家们认为，胆固醇值正常的中老年人，每天吃 2 个鸡蛋，其 100 毫升血液中的胆固醇最高增加 2 毫克，不会造成血管硬化。即使如此也不应多吃，吃得太多，不利胃肠的消化，造成浪费，还会增加肝、肾的负担。每人每天以吃 1 ~ 2 个鸡蛋为宜，这样既有利于消化吸收，又能满足机体的需要。

鸡蛋是人类理想的天然食品，在吃法上也应注意科学。对于中老年人来说，吃鸡蛋应以煮、卧、蒸、甩为好，因为煎、炒、炸虽然好吃，但较难以消化。如将鸡蛋加工成咸蛋后，其含钙量会明显增加，可由每百克的 55 毫克增加到 512 毫克，约为鲜蛋的 10 倍，特别适宜于骨质疏松的中老年人食用。还应提醒的是，

切莫吃生鸡蛋，有人认为吃生鸡蛋营养好，这种看法是不科学的。

葱和蒜

葱，既是人们四季常食的调味品，又是营养丰富的应时蔬菜。据分析，每百克大葱含蛋白质 1.4 克、脂肪 0.3 克、糖类 4.1 克、维生素 A 原 1.6 毫克，还含有维生素 B_1、维生素 C 以及钙、磷、铁、镁等物质。葱作为调味品是由于它含有特殊香气的挥发油，其主要成分是葱蒜辣素，也叫植物杀菌素。它除能促使人的消化液分泌量增加、提高食欲、增强消化功能外，还具有杀菌消炎作用。经研究发现，经常食葱和蒜，还具有降低血脂、血糖、血压及补脑作用。

老年脑力劳动者，常因用脑过度而引起食欲欠佳、消化不良等症状，有时甚至出现血压升高等一系列反应，如果能事先多吃点大葱或大蒜，则有预防上述症状的作用。为大脑提供能量所需的葡萄糖的转变，需要维生素 B_1 的参与。研究发现，把大蒜和少量维生素 B_1 放在一起，即可产生一种叫"蒜胺"的物质。这种物质在增强维生素 B_1 作用的同时，还能发挥比维生素 B_1 更强的作用。大葱中则含有一种叫"前列腺素 A"的成分，若经常食葱，堆积的前列腺素 A 就可起到舒张小血管、促进血液循环的作用，从而有助于防治血压升高所致的头晕。国外学者也证明，常食大葱或大蒜，会使人保持大脑灵活，甚至更活跃。

益寿食物

大豆

大豆所含的蛋白质为 40％ 左右，并且富含人体所需的 8 种必需氨基酸，比例恰当，这种蛋白质是一种优质蛋白。大豆富含赖氨酸，可以补充谷类食品赖氨酸不足的缺陷。大豆中的脂肪含量也高达 20％，它与动物脂肪相比，优越之处在于富含油酸及亚油酸，这类不饱和脂肪酸具有降低胆固醇的作用，对于防止血管硬化、高血压和冠心病大有益处。大豆还含有丰富的磷脂、胆碱等对神经系统有保健作用的物质以及维生素 E 等抗衰老物质。大豆也含有精氨酸，是精子生成的重要原料。大豆皂苷能防止过氧化脂质生成，延缓机体老化。大豆磷脂对防治老年性痴呆和记忆力减退有特殊功效。多吃豆类又可防治肥胖，增强耐久力。据有关资料报道，盛产大豆的地方，长寿的人多。所以，大豆是老人餐桌上不可缺少的食品，也是值得推荐的保健、长寿食品。

近年来，医药科研工作者发现，大豆还具有抗癌作用。用大豆配甘草与化学药物同用，能减轻抗癌药物的不良反应，故可作为化疗或放疗的辅助治疗食品。

中医认为，大豆性平味甘，有健脾开中、润燥消水、排脓解毒、消肿止痛等功效。《延年秘录》中记载："服食大豆"可令人"长肌肤，益颜色，添骨髓，加气力，补虚能食"。

花生

花生和大豆一样营养丰富，是一种高蛋白油料作物。其蛋白质含量可高达30%左右，其营养价值可与动物性食品鸡蛋、牛奶、瘦肉等媲美，且易于被人体吸收利用。花生仁中含有人体必需的8种氨基酸，且比例适宜。还含有丰富的脂肪、卵磷脂、维生素A、B族维生素、维生素E、维生素K，以及钙、磷、铁等元素。经常食用花生确能起到滋补益寿作用。

花生的药用价值也很高。清代赵学敏在《本草纲目拾遗》中写道，花生仁"味甘气香，能健脾胃，饮食难消运者宜之"。食之可以起到开胃、健脾、润肺、祛痰、清喉、补气等功效，适用于营养不良、脾胃失调、咳嗽痰喘、乳汁缺乏等症。现代医学研究和临床应用认为，花生油中含有丰富的不饱和脂肪酸，可使人体肝脏内的胆固醇分解为胆汁酸，并能增强其排泄功能，因而能降低胆固醇，并对预防中老年人动脉粥样硬化和冠心病的发生有明显效果。此外，花生红衣能抑制纤维蛋白的溶解，促进血小板新生，加强毛细血管的收缩功能。因此，可用以治疗血小板减少和肺结核咯血、泌尿道出血、齿龈出血等出血性疾病。用醋浸泡花生仁7天以上，每晚服7～10粒，连服7天为一疗程，可使一般高血压患者的血压降至正常。将花生壳洗净，用以泡水代茶饮，对血压和血脂不正常者也有一定疗效。

花生虽然营养丰富，但如保管不当，极易受潮霉变，产生致癌性极强的黄曲霉素。因此，对已霉变的花生仁，不应再吃。

芝麻

芝麻含有多种营养物质，每百克芝麻含蛋白质 21.9 克、脂肪 61.7 克、钙 564 毫克、磷 368 毫克；特别是铁的含量极高，每百克可高达 50 毫克，因此，古人说芝麻能"添精""益髓""补血"，其根据也在于此。此外，芝麻还含有脂溶性维生素 A、维生素 D、维生素 E 等。芝麻所含的脂肪，大多数为不饱和脂肪酸，对中老年人尤为重要。

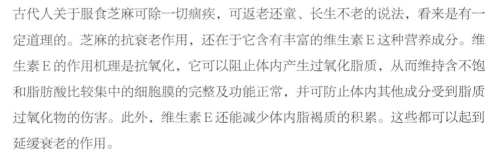

古代人关于服食芝麻可除一切痼疾，可返老还童、长生不老的说法，看来是有一定道理的。芝麻的抗衰老作用，还在于它含有丰富的维生素 E 这种营养成分。维生素 E 的作用机理是抗氧化，它可以阻止体内产生过氧化脂质，从而维持含不饱和脂肪酸比较集中的细胞膜的完整及功能正常，并可防止体内其他成分受到脂质过氧化物的伤害。此外，维生素 E 还能减少体内脂褐质的积累。这些都可以起到延缓衰老的作用。

芝麻中含有丰富的卵磷脂和亚油酸，不但可治疗动脉粥样硬化，补脑，增强记忆力，而且有防止头发过早变白、脱落，美容润肤，保持和恢复青春活力的作用。祖国医学认为，芝麻是一种滋养强壮药，有补血、生津、润肠、通乳和养发等功效，适用于身体虚弱、头发早白、贫血、津液不足、大便秘结和头晕耳鸣等症。研究发现，芝麻还含有抗氧化的元素硒，它有增强细胞抵制有害物质的功能，从而起到延年益寿的作用。

栗子

栗子含有丰富的营养，每百克含糖及淀粉 62 ～ 70 克、蛋白质 5.1 ～ 10.7 克、脂肪 20 ～ 7.4 克，尚含有维生素 A、维生素 B₁、维生素 B₂、维生素 C、烟酸及无机盐。现代医学认为，栗子所含的不饱和脂肪酸和多种维生素，对高血压、冠心病和动脉硬化等疾病有较好的预防和治疗作用。中老年人常食栗子，可达到抗衰老、延年益寿的目的。

栗子也是一种补养治病的良药。祖国医学认为，栗子性温味甘，有养胃、健脾、补肾、壮腰、强筋、活血、止血和消肿等功效，适用于肾虚所致的腰膝酸软、腰脚不遂、小便多和脾胃虚寒引起的慢性腹泻及外伤骨折、瘀血肿痛、皮肤生疮和筋骨痛等症。根据中医理论，"肾主骨，腰为肾之府"，故腰腿酸软等症，主要是肾虚所造成。栗为肾之果，能益肾，食之自然有效。古人用栗子治病、滋补的方法很多。用栗子 30 克，加水煮熟，放红糖适量，每晚睡前服 1 次，对病后体虚、四肢酸软无力有效，用于补肾气、壮筋骨。可用栗子、大米适量，共煮粥，加白糖食用，每日 1 次。老人如有肾虚、腰酸脚弱，每日早晚各吃风干生栗 7 个，细嚼成浆咽下。也可用鲜栗子 30 克置火堆中煨熟吃，每天早晚各 1 次，治跌打损伤、瘀血肿痛，还可用生栗子去壳，将肉研烂如泥，涂患处。

栗子由于生食难消化，熟食又易滞气，故每次不宜吃得太多。凡有脾虚消化不良、温热甚者均不宜食用。此外，用栗子治病，需要生吃。李时珍介绍的方法是："以袋盛生栗，悬挂风干，每晨吃十余颗，随后吃猪肾粥助之，久必强健。"吃时要细细嚼碎，口感无渣，成为浆液，一点儿一点儿咽下去，才能起到效果。

松子

明代的《本草经疏》中指出，"松子味甘补血。血气充足，则五脏自润，发黑不饥。仙人服食，多饵此物。故能延年，轻身不老"，故被誉为"长生果"。

据现代科学分析证实，松子仁有很高的营养和药用价值。可食部分每百克含蛋白质 16.7 克、脂肪 63.5 克、糖类 9.8 克、钙 78 毫克、磷 236 毫克、铁 6.7 毫克。松子中的脂肪成分主要为亚油酸、亚麻油酸等不饱和脂肪酸，有软化血管和防治动脉粥样硬化的作用。因此，中老年人常食用松子，有防止因胆固醇增高而引起心血管疾病的作用。另外，松子中含磷较为丰富，对人的大脑神经也有益处。

松子作为药用，在我国有悠久的历史，历代"本草"均有论述。如《开宝本草》认为，松子治"骨节风，头眩，去死肌，散水气，调五脏，不饥"；《本草纲目》认为，松子能"润肺，治燥结咳嗽"。据历代医药文献资料记载，松子又常被中医用作滋补强壮药物使用。它对老年慢性支气管炎、支气管哮喘、便秘、风湿性关节炎、神经衰弱和头晕眼花患者均有一定的辅助治疗作用。在我国民间验方中，有不少就是用松子治病的。如用松子仁 15 克，每日早晚各服 1 次，可用于治疗中老年人体虚便秘；用松子仁 10 ～ 15 克，当归、桂枝、羌活各 6 克，加黄酒和水等量合煎，每日 1 剂，分 2 次服，可治风湿性关节炎。

大枣

每百克鲜枣含蛋白质 1.2 克、脂肪 0.2 克，含糖量高达 70%。枣的维生素含量也相当丰富，每百克鲜枣含维生素 C 380 ～ 600 毫克，为柑橘的 8 ～ 17 倍、香蕉的 50 ～ 100 倍、苹果的 50 倍以上，因而有"活维生素 C 丸"之称。此外，其还含有丰富的有机酸、黏液质、维生素 B_2、维生素 P、胡萝卜素以及钙、磷、铁等物质，因此又是较好的缓和滋补品，可用以治疗贫血、血小板减少性紫癜病。经常食用大枣，对身体虚弱、神经衰弱、脾胃不和、消化不良和劳伤咳嗽的患者大有益处。

俗话说："一日吃三枣，一辈子不显老。"中老年人常吃大枣，能养颜益寿。

大枣还有重要的医疗作用。因它富含维生素 C，对防癌抗癌有重要作用；它所含的维生素 P 能健全人体的毛细血管，对防治高血压及心血管疾病有益。将大

Middle-aged and old people
health pillow book
中老年健康枕边书

枣与淮小麦、甘草煎汤饮服，对血小板减少性紫癜、女性更年期发热出汗、心神不定、情绪易激动等均有调补作用。

薏苡仁

薏苡仁每百克含蛋白质 13.7 克、脂肪 5.4 克、糖类 64.9 克、粗纤维 3.2 克、钙 72 毫克、磷 242 毫克、铁 1.0 毫克、维生素 $B_1$2.05 毫克、维生素 $B_2$0.50 毫克、烟酸 11.5 毫克。其营养价值优于大米和小麦。

薏苡仁不仅是老幼皆宜的保健食品，而且由于含热量较高，有促进新陈代谢和减少胃肠负担的作用，又可作为病中或病后体弱患者的补益食品。此外，薏苡仁还能增强肾功能并有利尿作用，因此对浮肿病人也有疗效。将去掉果壳的薏苡仁炒香即可当茶，经常饮用，有益于滋养身体、美容。

薏苡仁作为中老年人的保健食品，其食用方法很多，比较常用的方法是用薏苡仁煮粥。具体做法是：将薏苡仁 50 克洗净后放入铝锅内，再加水适量，先用旺火烧开，后用文火煨熬，待薏苡仁粥熟后，加入适量白糖即可服用。中医认为，薏苡仁具有健脾除湿的功效，因此，经常服用此粥对脾胃虚弱、风湿性关节炎、水肿、皮肤扁平疣等症有治疗作用。健康人经常饮服，则能增强食欲和防病强身。若在冬季，取薏苡仁 30 克，加大枣、糯米煮粥，粥熟后加适量白糖，即可做成一份软糯清香的冬令上乘滋补佳品。每天食用，定可获益。

银耳

每百克银耳含蛋白质 5.0 克、脂肪 0.6 克、糖类 79 克、热量 341 千卡、钙 380 毫克、磷 250 毫克、铁 30.4 毫克，此外，还含有多种维生素及银耳多糖等成分。

银耳具有较高的药用功效，在我国医学宝库中久负盛名。历代医学家都认为，银耳有"强精、补肾、润肺、生津、止咳、清热、养胃、补气、和血、强心、壮身、补脑、提神"之功。作为营养滋补品，它适用于一切老弱妇孺和病后体虚者，还具有扶正强壮作用，并常用于治疗老年慢性气管炎等病症，对高血压、血管硬化患者尤为适宜。近年来的医学研究还证明，从银耳中分离出来的多种糖类物质，对恶性肿瘤也有明显的抑制作用。常服银耳汤，还可起到嫩肤美容的效果。

蜂蜜

蜂蜜所含的营养成分既丰富又全面。据分析，成熟的蜂蜜含有75%的葡萄糖和果糖，这两种糖均能直接补充体液，供给热量、营养；还含有一定量的蛋白质、无机盐、有机酸、活性酶、维生素 B_1 、维生素 B_2 、维生素 B_6 、维生素 D 、维生素 K 、维生素 E 、维生素 P 和烟酸、泛酸等。

蜂蜜不仅是老幼病弱者的滋补佳品，而且有着广泛的医疗作用。据《神农本草经》载：它能"安五脏……益气补中，止痛解毒，除百病，和百药，久服强志轻身，延年益寿"。明代李时珍曾指出，蜂蜜入药功效有五，即清热、补中、解毒、润燥、止痛。实践证明，每日服用几匙蜂蜜，有助于胃和十二指肠溃疡的愈合，也是贫血及孕产妇的滋补良药。神经衰弱、高血压、冠心病、动脉硬化、肝病、眼病、痢疾、便秘等患者，长期服用蜂蜜，也有减轻病情、增强体质的功效。

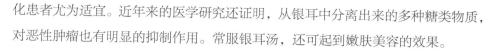

酸牛奶

酸牛奶在营养成分上比普通牛奶更丰富，且其蛋白质变得更加容易消化，更有利于中老年人肠胃的吸收。

酸牛奶中的乳酸菌产生乳酸等有机酸，这些有机酸的存在，降低了酸碱度，从而能有效地抑制肠道内的伤寒杆菌、痢疾杆菌和葡萄球菌等致病菌的繁殖，提高了人体对疾病的抵抗力。

酸牛奶中的乳酸能刺激胃壁蠕动，促进胃液分泌，使消化功能增强，因此可以增进食欲。其中的游离氨基酸和肽比鲜牛奶有所增加，从而有利于胃肠的吸收和利用。据分析，酸牛奶中的游离氨基酸含量是鲜牛奶的 4 倍。因此，有助于增强肠胃的消化功能，可治疗老年习惯性便秘、婴幼儿消化不良性腹泻等病症。乳酸还能与钙、磷、铁等无机盐形成乳酸盐，使其利用率大大提高。

实践表明，酸牛奶还可以维持肠道菌群的平衡，不但可使肠道内有益菌增加，而且对腐败细菌有抑制作用，可以防止腐败菌分解蛋白质所产生的毒物堆积，从而对预防癌症和抑制肿瘤生长具有重要意义。近年来发现嗜乳酸杆菌的某些菌属能在消化道中吸收胆固醇，从而能使胆固醇降低，有利于预防中老年人心血管疾病。酸牛奶本身营养丰富，又易消化吸收，非常适合中老年人食用，堪称长寿保健食品。

洋葱

每百克洋葱中含蛋白质 1.8 克、糖类 8.0 克、钙 40 毫克、磷 50 毫克、铁 1.8 毫克、维生素 C8 毫克及少量的胡萝卜素、维生素 B_1、烟酸等。洋葱几乎不含脂肪，而在其精油中却含有能降低高脂血症的含硫化合物的混合物。此外，洋葱是目前所知的唯一含有对人体健康非常有益的物质——前列腺素的植物。这种前列腺素是一种较强的血管扩张剂，能降低人体外周血管和冠状动脉的阻力，有对抗人体儿茶酚胺等升压物质的作用，并能促使可引起血压升高的钠盐的排泄，具有降低血压和预防血栓形成的作用。

洋葱含有的二烯丙基二硫化物及少量含硫氨基酸则具有抗血管硬化和降低血脂的奇异功能。观察发现，患有高脂血症的病人，在食用一段时间洋葱后，其体内的血胆固醇、三酰甘油和 β 脂蛋白均有明显的降低。因此，洋葱对高血压、动脉硬化、冠心病和血管栓塞有一定的治疗效果，是具有上述疾患的老人的保健食品。

洋葱中含有的具有特殊香气的植物杀菌素，具有抑菌和防腐的作用。夏秋季节多吃些洋葱，对由痢疾杆菌、大肠杆菌导致的肠道传染病也有防治作用。此外，洋葱中还富含辛辣的挥发油，能刺激中老年人功能较弱的消化系统，促进消化液的分泌，有健胃和助消化作用。

洋葱因其挥发性大，易产生气体，食用时不宜过量，以防产生胀气。

菊花

菊花含有挥发油、菊苷、腺嘌呤、胆碱、水苏碱、维生素 A、B 族维生素等，具有抗菌、解热等作用，对心血管疾病也有显著的防治作用。菊花具有散风清热、平肝明目、调利血脉的作用，可用于治疗风热感冒、头痛眩晕、目赤肿痛、眼目昏花以及冠心病、高血压、动脉硬化、高脂血症等老年性疾病，能收到较好的效果。

菊花的药用功能很多，菊花茶就是一种有药用功能的清凉饮料。取菊花 10 克，沸水冲泡，代茶频饮，能疏风清热、平肝明目，对眩晕、头痛、耳鸣有防治作用；用菊花 10 克、茶叶 3 克一并冲泡，还可治疗早期高血压；取菊花 10 克，加山楂、银花各10 克，煎水代茶或研末冲茶饮用，则有消脂、降压、减肥轻身的功能，适用于肥胖症、高脂血症、高血压患者服用。中老年人经常饮用，能预防上述疾病的发生。

菊花的食用方法也很多，可凉拌，可炒食，可做馅，可制饼，可做糕，可煮粥。用菊花嫩苗炒食，清香可口，能开胃进食；用菊花煮粥，可清心明目；用菊花做羹，既是有浓郁清香味的地方特色食品，又有祛病健身、延年益寿的特殊功效。

减肥食物

菱角

菱角含有丰富的淀粉、蛋白质、葡萄糖、脂肪、维生素 B_1、维生素 B_2、维生素 C、胡萝卜素及钙、磷、铁等元素，其营养价值可与其他坚果媲美。菱角的肉厚而味甘香，鲜老皆宜，生熟皆佳，不亚于栗子，生食可当水果，熟食可代粮。食菱角可以"安中补五脏，不饥轻身"。古代人认为久服菱角可以轻身，即菱角具有减肥健美作用，这可能与菱角不含有使人体发胖的脂肪有关。

菱角还有许多药用功能。古籍《齐民要术》中写道"菱能养神强志，除百病，益精气"，是一种很好的滋补品。李时珍在《本草纲目》中记有食用菱角能"补脾胃，强股膝，健力益气"和"菱实粉粥益胃肠，解内热"。中老年人常食有益。夏季食用还有"行水、去暑、解毒"之效。捣烂成粉食，能补中延年。菱角还是一种抗癌的药用食物。据近代药理实验报道，菱角对癌细胞的变性及组织增生均有抑制效果，具有一定的抗癌作用。

冬瓜

冬瓜除含水分外，还具有较高的营养价值。每百克冬瓜肉中含蛋白质 0.4 克、糖类 2.4 克、钙 19 毫克、磷 12 毫克、铁 0.3 毫克及多种维生素。其中，特别是维生素 C 的含量较高，每百克含有 16 毫克，为西红柿的 1.2 倍。冬瓜还含有丙醇二酸，对防止人体发胖、增进形体健美具有重要作用。

冬瓜自古被称为减肥的妙品。《食疗本草》说："欲得体瘦轻健者，则可常食之；若要肥，则勿食也。"现代医学研究认为，与其他瓜菜不同的是，冬瓜不含脂肪，含钠量极低，有利尿排湿的功效。因此，常吃冬瓜有明显的减肥轻身作用，并对肾炎浮肿者有消肿作用，也是糖尿病及高血压患者的理想佳蔬。

冬瓜性寒，肉及瓤有利尿、清热、化痰、解渴等功效，适用于治疗水肿、胀满、痰喘、暑热消渴、痈疽、痔疮等症。冬瓜如带皮煮汤服，可达到清热解暑、消肿利尿作用。将冬瓜 1000 克、鲤鱼 1 条，用白水煮汤食，可治疗慢性肾炎；用冬瓜子 25 ~ 50 克，水煎服，可治疗慢性胃炎；用经霜的冬瓜皮与蜂蜜少许，以水煎服，可治疗咳嗽。

黄瓜

黄瓜含水分为 98%，并含有微量的维生素 C、胡萝卜素及少量糖类、蛋白质、钙、磷、铁等人体必需的营养物质。黄瓜作为减肥美容的佳品，长久以来一直受到人们的青睐。现代药理学研究认为，鲜黄瓜中含有一种叫丙醇二酸的物质，它有抑制糖类转化为脂肪的作用，因此，多吃黄瓜有减肥作用。黄瓜还有一种特殊的美容功能，用黄瓜汁来清洁和保护皮肤，或用捣碎的黄瓜来舒展皱纹都颇为有效。最简便易行的方法是将黄瓜切片抹患处，每日2或3次，此方法适用于防治因日晒引起的皮肤发黑、粗糙等。这是因黄瓜中所含的黄瓜油对吸收紫外线有良好的作用。

黄瓜除有特殊的减肥美容作用外，还具有防治疾病的作用。动物实验证明，黄瓜头中含有一种葫芦素 C，这种物质具有明显的抗肿瘤作用。鲜黄瓜中含有非常娇嫩的纤维素，既能加速肠道腐败物质的排泄，又有降低血液中胆固醇的功能。因此，患有肥胖病、高胆固醇和动脉硬化病的病人，常吃黄瓜大有益处。近年来的临床实践还证明：黄瓜藤有良好的扩张血管、减慢心率、降低血压和降低胆固醇的作用；黄瓜霜具有治疗咽喉肿痛的作用；黄瓜叶和藤部则具有清热、利水、除湿、滑肠、镇痛等功效。用黄瓜防治疾病的方法有：用老黄瓜皮50克，加水2碗，煎至1碗，每日2或3次，连续服用，可治四肢浮肿；将黄瓜叶晒干为末，每服6～10克，可治腹泻；用黄瓜皮加水煎服，可治疗黄疸。

黄瓜虽然可果可蔬，但由于维生素及其他营养物质含量较少，不宜单独食用，最好与其他蔬菜、水果同吃，以保证机体所需的营养物质。另外，生吃时一定要洗净，以免引起肠道疾病。

山药

山药的营养价值，一方面在于它的营养作用，另一方面在于它的食疗作用。据现代科学分析，山药不但含有丰富的淀粉、蛋白质、无机盐和多种维生素（如维生素 B_1、维生素 B_2、烟酸、维生素 C、胡萝卜素）等营养物质，还含有大量纤维素以及胆碱、黏液质等成分。山药最大的特点是能够供给人体大量的黏液蛋白，这是一种多糖蛋白质的混合物，对人体有特殊的保健作用，能预防心血管系统的脂肪沉积，保持血管的弹性，防止动脉粥样硬化的过早发生，减少皮下脂肪沉积，避免出现肥胖。所以，山药是一种非常理想的减肥健美食品。因此，进行减肥锻炼的人可以把山药作为主食，这样既可避免因节食对人体功能造成不良影响，又达到了减肥的目的。

山药还能防止肝脏和肾脏中结缔组织的萎缩，预防结缔组织病的发生，保持消化道、呼吸道及关节腔的滑润。山药中的黏多糖物质与无机盐结合后可以形成骨质，使软骨的弹性增加；所含的消化酶有促进蛋白质和淀粉分解的作用。因此，山药对患有身体虚弱、精神倦怠、食欲不振、消化不良、虚劳咳嗽、遗精盗汗、糖尿病等多种病症的人来说，无疑是一种营养补品。

竹笋

每百克竹笋含蛋白质 4.1 克、脂肪 0.1 克、糖类 5.7 克、钙 22 毫克、磷 56 毫克、铁 0.1 毫克，并含有维生素 B_1、维生素 B_2、维生素 C 及胡萝卜素等多种维生素。竹笋中所含的蛋白质比较优越，人体所需的赖氨酸、色氨酸、苏氨酸、苯丙氨酸、谷氨酸、胱氨酸等，都有一定含量。另外，竹笋具有低脂肪、低糖、高纤维素等特点。食用竹笋，能促进肠道蠕动，帮助消化，促进排便，是理想的减肥佳蔬。

竹笋不仅脆嫩鲜美，而且对人体大有益处。古代人对此早有认识。《本草纲目》概括竹笋诸功能为：消渴，利水道，益气，化热，消痰，爽胃。治疗肾炎、心脏病、肝病等的浮肿腹水，可用竹笋、陈蒲瓜各 100 克，或加冬瓜皮 50 克，水煎服；治疗久泻、久痢及脱肛等症，可用鲜竹笋煮白米粥食之。以毛竹笋烧猪肉、鸡肉，是春夏的滋补佳品。此外，竹笋对防治咳喘、糖尿病、高血压、烦渴、失眠等症也有较好的疗效。

竹笋既为"山珍"，在吃法上也不同于一般蔬菜。古人有训："食笋譬如治药，得法则益人，反是则有损。"因此，竹笋从采收到烹调都有讲究。首先，采笋时应避风日，以防其本变坚，肉变硬。加工时尽量不用刀削，因竹笋肉一遇铁往往

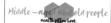

会变硬，发死。存放时不宜去壳，以防失去清香的风味。另外，竹笋性属寒凉，又含较多的粗纤维和难溶性草酸钙，所以患有胃溃疡、胃出血、肾炎、尿结石、肝硬化或慢性肠炎的人应慎食。

红薯

每百克鲜红薯中含蛋白质 1.8 克、脂肪 0.2 克、糖类 29.5 克、粗纤维 0.5 克、钙 18 毫克、磷 20 毫克、铁 0.4 毫克、胡萝卜素 1.31 毫克、维生素 $B_1$0.12 毫克、维生素 $B_2$0.04 毫克、维生素 C30 毫克。红薯的减肥作用在于，它含有大量的黏液蛋白，这种黏液蛋白能维持人体心血管壁的弹性，阻止动脉硬化的发生，使皮下脂肪减少。因此，多吃新鲜红薯可防治肥胖，降低胆固醇含量，预防心血管疾患。又因红薯体积大，饱腹感强，不会造成过食。

红薯所含的粗纤维在肠道内不易被吸收，有阻止糖类转变成脂肪的特殊功能。所以，红薯是较为理想的减肥食品。常食红薯还能防止肝脏和肾脏中的结缔组织萎缩，预防结缔组织病，并能保持消化道、呼吸道以及关节腔和浆膜腔的滑润。因此，红薯又是高血压、心脏病、动脉硬化、便秘病人的疗效食品。红薯还是一种碱性食品，经常食红薯，能与肉、蛋、米、面所产生的酸性物质中和，从而调节人体的酸碱平衡，对维持人体健康有重要意义。

祖国医学还认为，红薯"补虚乏，益气力，健脾胃，滋肺肾，功同山药，久食益人，为长寿之食"。由此可见，红薯不仅是减肥食品，又是保健长寿食品，更适合中老年人食用。但由于它含有氧化酶和粗纤维，在人的胃肠内会产生大量二氧化碳气体；又因含糖量较高，吃多了会在胃内产酸，引起腹胀、胃灼热等症状，故吃红薯应注意吃熟不吃生，而且每次不可吃得过多，最好与米、面搭配食用，以防止出现胀气、胃酸等症状。

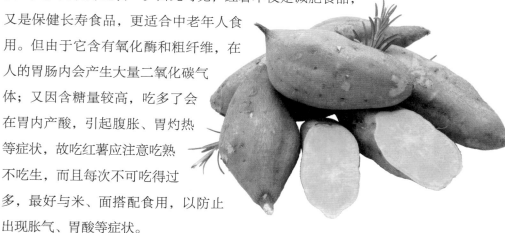

黑木耳

黑木耳的营养价值较高，据测定，每百克黑木耳含蛋白质 10.6 克、脂肪 0.2 克、糖类 65.5 克、粗纤维 7.0 克、钙 357 毫克、磷 201 毫克、铁 185 毫克，还含有维生素 B_1、维生素 B_2、胡萝卜素、烟酸等多种维生素和磷脂、植物固醇等。尤其值得一提的是，黑木耳的含铁量很高，比蔬菜中含铁量高的芹菜高 20 倍，比动物性食品中含铁量高的猪肝还高约 7 倍，为各种食品含铁之冠，是一种非常好的天然补血食品。

黑木耳又是一种减肥食品，因为黑木耳中含有丰富的纤维素和一种特殊的植物胶质，这两种物质都能促进胃肠蠕动，促使食物脂肪的排泄，减少食物脂肪的吸收，从而起到预防肥胖和减肥作用。祖国医学也认为，经常食用黑木耳能"益气不饥，轻身强志"。近年来的科学实验还发现，黑木耳有阻止血液中的胆固醇沉积和凝结的作用，因而对心脑血管疾病患者颇为有益。此外，黑木耳所含的胶质有较强的吸附力，可以起到清理消化道的作用，因而又可作为矿山、冶金、毛纺、理发工人的日常保健食品。

魔芋

魔芋含有独特的营养。据分析，每百克魔芋球状大茎中，含葡萄甘露聚糖高达 50 克，还含有葡萄糖、果糖、蔗糖等。每百克魔芋精粉中含蛋白质 1.64 克、脂肪 0.004 克、钙 148 毫克、磷 57 毫克、铁 4.06 毫克、锌 1.23 毫克、锰 0.2 毫克、铬 0.25 毫克、铜 0.08 毫克、葡萄甘露聚糖 79.37 毫克。魔芋的魔力不仅在于其所含的营养成分，还因为它所具有的独特功能。近年来的研究证明，魔芋中所含的葡萄甘露聚糖对降低糖尿病病人的血糖有较好的效果，因其分子量大、黏性高，能延缓葡萄糖的吸收，有效地降低餐后血糖，从而减轻胰岛负担。又因它吸水性强，含热量低，既能增加饱腹感，减轻饥饿感，又能降低体重，所以它又是糖尿病病人和体胖减肥者的理想食品。

魔芋中的纤维素有促进胃肠蠕动及润肠通便功能，能把肠道中的有毒物质迅速排出体外，从而有效预防便秘，并对结肠癌、痔疮、静脉瘤有辅助治疗作用。此外，它还有减少体内胆固醇积累的作用，对防治高血压、动脉硬化有重要意义。魔芋还是独特的食品添加剂，将少量魔芋粉添加在食品中，既能增加营养，又能改善食品品质。因此，魔芋是一种新型的、理想的营养保健食品。

防癌食物

芦笋

芦笋所含有的芦笋苷结晶体含多种营养成分，并含有多种特殊的营养元素，如天门冬酰胺、天门冬氨酸及甾体皂苷物质。据有关专家研究验证，芦笋对高血压、心脏病、心动过速、疲劳、水肿、膀胱炎、排尿困难等症均有一定疗效。近年来，美国学者发现芦笋具有防止癌细胞扩散的功能，对淋巴肉芽肿瘤、膀胱癌、肺癌、皮肤癌以及肾结石等均有特殊疗效。因而，其身价倍增。生化学家认为，芦笋之所以能治癌，是由于它富含组织蛋白。这是一种"使细胞生长正常化"的物质。而且芦笋还含有丰富的叶酸，其含量仅次于动物肝脏。

芦笋还具有其他很多药用效能。芦笋中含有0.71%～0.96%的非蛋白含氮物质，其中主要是天冬酰胺。现代医学证明，天冬酰胺对人体有许多特殊的生理作用，能利小便，对心脏病、水肿、肾炎、痛风、肾结石等都有一定疗效，并有镇静作用。天冬酰胺及其盐类还可增强人的体力，使人消除疲劳，可治全身倦怠、食欲不振、蛋白代谢障碍、肝功能障碍、尼古丁中毒、动脉硬化、神经痛、神经炎、低钾血症、湿疹、皮炎、视力疲劳、听力减弱及肺结核等病症。芦笋中还含有对治疗高血压、脑溢血等有效的芦丁、甘露聚糖、胆碱以及精氨酸等。

大蒜

大蒜中的脂溶性挥发油等有效成分，有激活巨噬细胞的功能，可增强免疫力，从而提高机体抵抗力；它还能抑制胃内硝酸盐还原菌的生长，从而减少胃液中因细菌作用而产生的亚硝酸盐。此外，大蒜中还含有微量元素硒、锗等多种抗癌物质，所以常食大蒜可预防胃癌、食管癌。

大蒜有"土生土长的青霉素"这一美名，其神奇药效的秘密在于它含有一种辛辣含硫的挥发性植物杀菌素——大蒜素。另外，大蒜中所含的蛋白质、无机盐、糖类、氨基酸和维生素 B_1、维生素 C 等成分，对人体健康都非常有益。

据现代科学研究报道，大蒜具有降低胆固醇的作用。其治疗方法简单易行，患者只需每日生食大蒜 3 克，经过 1 个月，胆固醇含量就会明显降低。德国医学家用大蒜治疗 80 例高血压患者，观察结果表明，患者的血压均获得稳定下降。他们认为，大蒜的降压作用来自它含有的"苷"。医学界还认为，大蒜对防治心脏病有特效，因为血脂过高的人常因脂肪阻塞而引起心脏病，而大蒜却具有清除脂肪的作用。所以，常食大蒜可减少心脏病的发生。大蒜还可促进机体对 B 族维生素的吸收，从而起到保护神经系统和冠状动脉的功能及预防血栓的形成。

大蒜还有一些奇特的功能，在夏秋季节肠道传染病流行或冬春季节呼吸道传染病流行期间，每天生食大蒜 1～2 头，就能起到预防作用。如患伤风感冒、支气管炎、咽喉炎、扁桃体炎等，在口内常含 2～3 瓣生蒜，每天更换 3 或 4 次，也有疗效。用大蒜浸液灌肠，可驱除钩虫、蛔虫和蛲虫，也可治痢疾、腹泻。将新鲜大蒜去皮捣烂如泥，填塞在龋齿洞里，可止住疼痛。将蒜汁涂于患处，可治足癣。将用大蒜汁液浸湿的干净纱布条塞于阴道内，可治阴道滴虫，一般应用 1 或 2 次，治愈率可达 95%。

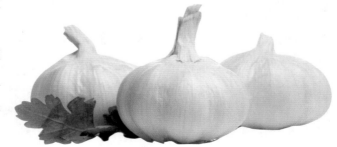

大蒜在我国是家庭中的常备食品，且对人体健康和防病治病有很多好处。但是，患有胃

及十二指肠溃疡的病人及慢性胃炎、肾炎、肝炎病人不宜食用大蒜。空腹时也不宜生食大蒜，以免使胃受到强烈刺激而引起急性胃炎。

白菜

白菜营养丰富，含有蛋白质、脂肪、糖类、维生素 C、维生素 B_1、维生素 B_2、烟酸等。同时，它也有重要的医疗价值。据古医药书记载，白菜具有"通利胃肠、除胸中烦、醒酒消食、和中、利大小便"等功效。我国民间常用白菜心凉拌做下酒菜，其有良好的解酒作用。白菜因含有丰富的维生素 C 和纤维素，可治疗牙龈出血，防止维生素 C 缺乏症的发生。而白菜中的粗纤维则能刺激胃肠蠕动，帮助消化，促进排便。民谚说"白菜、豆腐保平安"，说明人们对白菜的医疗价值非常认可。

近年来，医学工作者发现，纤维素可预防结肠癌。白菜含纤维素较多，有利于防癌。白菜中还含有微量元素硒（每千克含74毫克）及微量元素钼（每千克含1.78毫克），这两种重要物质也具有防癌和抗癌作用。此外，大白菜中还含有较多的微量元素锌。锌具有生血功能，对伤口愈合有重要作用，并与抗衰老有一定关系。

白菜是我国北方冬季的主要大众蔬菜。白菜的烹调花样繁多，白菜海米汤、鸡汤炖白菜、奶油白菜汤、糖醋白菜、香菇白菜心、竹笋煨白菜、砂锅白菜豆腐、白菜肉卷等，风味各异，鲜美可口，均能令人食欲倍增。除此之外，常食白菜还对动脉粥样硬化及心血管疾病有益处。

西红柿

每百克西红柿含糖2.2克、维生素 B_1 0.03毫克、维生素 B_2 0.02毫克、烟酸0.6毫克、维生素 C 11毫克、胡萝卜素0.31毫克、钙8毫克、磷37毫克、铁0.4毫克，还含有较多的苹果酸、柠檬酸等有机酸，特别是烟酸含量在果蔬中名列前茅，这种维生素是构成人体脱氢酶的辅酶成分，参与机体氧化还原过程，有促进消化功能、维护皮肤和神经健康的重要作用。它所含的维生素C，还有不易被烹调破坏的特点。据计算，每人每天食用300克左右的西红柿（约3个），就可以满足对维生素和无机盐的需要。

　　西红柿既是美味果蔬，又是一种良药。现代生物学和生理学研究表明，人体获得维生素C的量，是控制和提高机体抗癌能力的决定因素，癌症患者对维生素C的需要显著增加。因此，西红柿是防癌抗癌的首选果蔬。西红柿所含的苹果酸和柠檬酸等有机酸，既有保护所含维生素C不被烹调所破坏的作用，还有增加胃液酸度、帮助消化、调整胃肠功能的作用。消化力虚弱和胃酸过少者适当吃些西红柿或饮其汁液，有助于身体的康复。西红柿中含有的果酸还能降低血中胆固醇的含量，对高脂血症亦有益处。据药理研究证明，西红柿汁有缓慢降血压和利尿消肿作用，对高血压、肾脏病病人有良好的辅助治疗作用。

　　中医认为，西红柿性平味酸甘，有生津止渴、健胃消食、清热解毒功效，对热性病口渴、过食油腻厚味所致的消化不良、中暑、胃热口苦、虚火上炎等病症有较好的治疗效果。在炎热的夏天，人们食欲减退，常吃些糖拌西红柿、西红柿汤，可解暑热，增进食欲，帮助消化。

圆白菜

　　圆白菜质嫩，口感脆甜，不仅容易栽培，收获量大，而且食用方便，物美价廉。据分析，每百克圆白菜含蛋白质1.4克、脂肪0.2克、糖类3.4克、钙62毫克、磷28毫克、铁0.7毫克、胡萝卜素0.33毫克、维生素B_1 0.03毫克、维生素B_2 0.02毫克、烟酸0.3毫克，而维生素C的含量则为60毫克，是黄瓜的10倍，西红柿的5倍。圆白菜还含有丰富的微量元素钼，钼有抑制致癌物亚硝胺合成的作用，因此具有一定的抗癌作用。目前，作为一种抗癌物质，它与菜花、花茎甘蓝、抱子甘蓝等，已被科学家列入抗癌食谱中。

现代医学和临床实践证明，圆白菜还具有广泛的防病、治病功效，如用新鲜的圆白菜汁治疗胃及十二指肠溃疡，可提高胃肠内膜上皮的抵抗力，使代谢过程正常化，从而加速溃疡的愈合；圆白菜所含的果胶、纤维素能结合并阻止肠道吸收胆固醇和胆汁酸，因而对动脉粥样硬化、心脏局部缺血、胆石症患者及肥胖病人十分有益。经常食用圆白菜对防治肝炎、胆囊炎等慢性病也有良好作用。

香菇

每百克鲜香菇中含蛋白质 12～14 克，糖类 59.3 克、钙 124 毫克、磷 415 毫克、铁 25.3 毫克，还含有维生素 B_1、维生素 B_2、维生素 C 等。干香菇的水浸液中含有多种氨基酸、乙酰胺、胆碱、腺嘌呤等成分。香菇中还含有丰富的食物纤维，经常食用能降低血液中的胆固醇，防止动脉粥样硬化，对防治脑溢血、心脏病、肥胖症和糖尿病都有效。近年来，美国科学家发现香菇中含有一种"β-葡萄糖苷酶"，试验证明，这种物质有明显的加强机体抗癌的作用，因此，人们把香菇称为"抗癌新兵"。香菇中含有一种干扰素的诱导剂，能诱导体内干扰素的产生，干扰病毒蛋白质的合成，使其不能繁殖，从而使人体产生免疫作用。因此，香菇还能抗感冒病毒。

香菇性寒味微苦，有利肝益胃的功效。我国古代学者早已发现香菇类食品有提高脑细胞功能的作用。如《神农本草经》中就有服菌类可以"增智慧""益智开心"的记载。现代医学认为，香菇的增智作用在于含有丰富的精氨酸和赖氨酸，常吃可健体益智。

胡萝卜

每百克胡萝卜含糖类 7.6 克、蛋白质 0.6 克、脂肪 0.3 克、钙 30 毫克、铁 0.6 毫克，以及含维生素 B_1、维生素 B_2、维生素 C 等，特别是胡萝卜素的含量在蔬菜中名列前茅，每百克中约含胡萝卜素 3.62 毫克，相当于 1981 国际单位的维生素 A，而且于高温下也保持不变，并易于被人体吸收。胡萝卜素有维护上皮细胞

Middle-aged and old people
health pillow book
中老年健康枕边书

的正常功能、防治呼吸道感染、促进人体生长发育及参与视紫红质合成等重要功效。

　　胡萝卜是一种带根皮的蔬菜。据国外报道，常食带根皮的蔬菜，可以强壮身体，御寒耐冷。日本学者认为，带根皮的蔬菜生长在土壤里，根部和皮壳中含有大量的无机盐和维生素。近年来，国内外资料均报道，胡萝卜具有突出的防癌抗癌作用。研究发现，缺乏维生素A的人，癌症发病率比正常人高2倍多。每天如能吃一定量的胡萝卜，对预防癌症大有益处。因为胡萝卜中所富含的胡萝卜素能转变成大量的维生素A，因此，可以有效地预防肺癌的发生，甚至对已转化的癌细胞也有阻止其进展或使其逆转的作用。研究还发现，胡萝卜中含有的较丰富的叶酸，是B族维生素的一种，也具有抗癌作用；胡萝卜中的木质素，也有提高机体抗癌的免疫力和间接杀灭癌细胞的功能。长期吸烟的人，每日饮半杯胡萝卜汁，对肺部也有保护作用。

　　胡萝卜素因属脂溶性物质，故只有在油脂中才能被很好地吸收。因此，食用胡萝卜时最好用油类烹调后食用，或同肉类同煨，以保证有效成分被人体所吸收利用。

玉米

　　玉米所含的营养非常丰富，每百克玉米中含蛋白质8.5克、脂肪4.3克、糖类72.2克、钙22毫克、磷210毫克、铁1.6毫克，还含有胡萝卜素、维生素B_1、维生素B_2、烟酸等。它所含的脂肪为精米、精面的4～5倍，而且为不饱和脂肪酸，其中50%为亚油酸，还含有胆固醇、卵磷脂。金色的玉米中还含有丰富的维生素A、维生素E等，它们具有降低血清胆固醇，防止高血压、冠心病、心肌梗死的功能，并具有延缓细胞衰老和脑功能退化的作用。

医学家们的最新研究表明，玉米具有抗癌作用。玉米中含有丰富的谷胱甘肽，谷胱甘肽是一种抗癌因子，这种抗癌因子在体内能与多种外来的化学致癌物质结合，使其失去毒性，然后通过消化道排出体外。粗磨的玉米中还含有大量的赖氨酸，氨基酸不但能抑制抗癌药物对身体产生的毒副作用，还能控制肿瘤生长。玉米中还含有无机盐硒和镁，硒能加速体内过氧化物的分解，使恶性肿瘤得不到氧分子的供应，从而被抑制；镁也有抑制肿瘤生长的作用。此外，玉米中还含有较多的纤维素，它能促进胃肠蠕动，缩短食物残渣在肠内的停留时间，并把有害物质排出体外，从而对防治直肠癌有重要作用。

百合

每百克百合含蛋白质 4.0 克、脂肪 0.1 克、糖类 28.7 克、钙 9 毫克、磷 91 毫克、铁 0.9 毫克，并含维生素 B_1、维生素 B_2、维生素 C、泛酸、胡萝卜素等，还含有一些特殊的营养成分，如秋水仙碱等多种生物碱。这些成分综合作用于人体，不仅具有良好的营养滋补功效，而且对病后虚症、结核病、神经官能症等患者大有裨益，对各种癌症都有较好的疗效。在肿瘤的预防和治疗方面，百合多用于治疗肺癌、鼻咽癌、皮肤癌等。在对上述癌症进行放射治疗后出现的体虚乏力、口干、心烦、干咳等症状时，用鲜百合与粳米一起煮粥，再调入适量冰糖或蜂蜜后食用，对增强体质、抑制癌细胞生长、缓解放疗的反应具有较好的效果。因此说，百合既是美味佳蔬，又是抗癌良药。

百合味甘性平，有温肺止嗽、养阴

清热、清心安神、利大小便等功效，尤以治疗心肺疾患为佳，对热病后余热未清、虚烦、惊悸、神志恍惚或肺痨久咳、咯血等也都有疗效。用百合作羹或煮粥，加入银耳服食，有滋阴润肺之功；如加入莲子，则有养阴清心之效。

猕猴桃

猕猴桃含有极高的营养价值。它含有丰富的钙、磷、铁等元素和多种维生素以及蛋白质、脂肪、糖类。最引人注目的是每百克鲜果肉中含维生素C 100～420毫克，有的品种甚至可高达960毫克，比柑橘类高51倍，是蜜桃的70倍、鸭梨的100倍、苹果的200倍。维生素C的含量，使其堪称"百果之冠"。药理研究表明，猕猴桃鲜果及果汁制品，不但能补充人体营养，而且可以防止致癌物质亚硝胺在人体内的生成，还可降低血清胆固醇和三酰甘油水平，对消化道癌症、高血压、心血管疾病具有显著的预防和辅助治疗作用。

猕猴桃的果肉中还含有一种酶，有助于肉类纤维蛋白质的分解。据说，常吃猕猴桃的人皮肤特别细嫩光滑，富有弹性，因此，猕猴桃被誉为"青春果"。有的学者认为，猕猴桃是一种长寿果品，有抗肿瘤、抗衰老作用，称它为"长生果"。

猕猴桃还具有较高的药用价值。祖国医学认为，猕猴桃性味甘、酸、性寒，具有滋补强身、清热利尿、生津润燥、健脑止泻功效。其果、花、叶、根均可入药，可用于治疗肝肾阴虚、燥热生津、脾胃气虚、消化不良、久痢泄泻等症，还可用于治疗坏血病、过敏性紫癜、感冒、热毒、咽喉肿痛等。因此，猕猴桃不仅是老人、

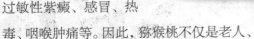

儿童、体弱多病者的良好滋补果品，而且可作为航空、航海、高原和高温工作者的保健食品。

海带

海带不仅是人们补充营养的良好食品，而且有着多种医疗作用。早在1700多年前的晋朝，我国的医学家就知道，海带可治瘿病（甲状腺肿）。李时珍的《本草纲目》说，海带可治12种水肿、瘿瘤，有化痰、散结功能。唐宋以来，海带就被誉为延年益寿的补品。近年来，科学家发现，经常吃海带对预防和治

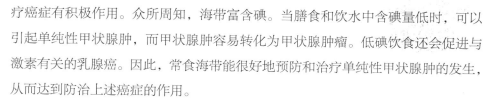

疗癌症有积极作用。众所周知，海带富含碘。当膳食和饮水中含碘量低时，可以引起单纯性甲状腺肿，而甲状腺肿容易转化为甲状腺肿瘤。低碘饮食还会促进与激素有关的乳腺癌。因此，常食海带能很好地预防和治疗单纯性甲状腺肿的发生，从而达到防治上述癌症的作用。

海带中含有60%的岩藻多糖，其是一种极好的食物纤维，糖尿病病人食用后，能延缓胃排空和通过小肠的时间。这样，即使在胰岛素分泌量减少的情况下，血糖含量也不会上升，从而达到治疗糖尿病的目的。肥胖症患者食用海带，既可以减少饥饿感，又能从中吸取多种氨基酸和无机盐，是较为理想的饱腹剂。此外，海藻类中还含有一种特殊氨基酸——昆布氨酸，它具有降低血压的功效，可预防高血压、脑溢血。海藻类食物还可促进肠蠕动，使大便通畅，减少粪便及有毒物质在肠道的停留时间，从而能预防直肠癌。

8. 中老年人不宜食用的食物

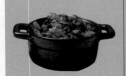

咸菜

1.咸菜的原料可为芥菜、白菜或白萝卜，用盐等调味料腌渍而成，其中腌芥菜的钠含量高达7.2%以上，中老年人食用后，容易引起血压升高，不利于血管健康。另外，摄入的盐过多，还会导致上呼吸道感染。这是因为高盐饮食可使口腔唾液分泌减少，溶菌酶亦相应减少，再加上高盐饮食的渗透作用，使上呼吸道黏膜抵抗疾病侵袭的作用减弱，导致感染上呼吸道疾病。

2.咸菜在腌渍过程中可能产生致癌物亚硝酸盐，对中老年人健康不利，尤其是患有高血压的中老年人。

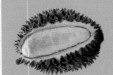

榴梿

1.中国传统医学认为，榴梿性热而滞初期高血压老年患者多为肝阳上亢，不宜过多食用，否则可引发和加重头目胀痛、口苦咽干、大便秘结等症状。

2.榴梿的含糖量很高，过量地摄入糖分会在体内转化为内源性三酰甘油，使血清三酰甘油浓度升高，故中老年人尽量少吃，高脂血症老年患者则应尽量不吃。

3.榴梿属于高脂水果，含有大量的饱和脂肪酸，多吃会使血液中的总胆固醇含量升高，加重中老年人高脂血症的病情，导致血管栓塞、血压升高，甚至可导致冠心病、脑卒中。

杨梅

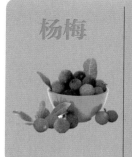

1.杨梅对胃黏膜有刺激作用，并且富含果酸，可凝固蛋白质，影响蛋白质的消化吸收，肠胃不好的中老年人应忌食。

2.中医认为，杨梅性温，多食可积温成热，有阴虚、血热、火旺、牙齿疾患以及患糖尿病、溃疡病、高血压的患者均应忌食杨梅。

3.杨梅含有一定的脂肪，中老年人多食无益。

肥猪肉

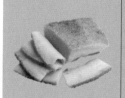

1. 与其他肉类相比，肥猪肉的脂肪比例最高。长期大量进食肥猪肉，将不可避免地导致脂肪摄入过多，使人体蓄积过多脂肪，不利于中老年人体重的控制，容易导致肥胖，不利于患有高血压的中老年人对病情的控制。

2.肥肉中含有大量的饱和脂肪酸，它可以与胆固醇结合沉淀于血管壁，诱发动脉硬化等心脑血管病。

牛髓

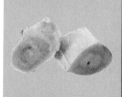

1.牛髓中的脂肪含量极高，可达95.8%。多食牛髓可导致进入体内的脂肪过多，脂肪沉积在体内，容易引起肥胖，也会引发脑卒中、心血管疾病以及动脉粥样硬化等疾病，导致血压升高，还可能诱发高脂血症。

2.中医认为，大多数的高脂血症是痰湿瘀阻在中焦所致，而牛髓为滋腻之品，容易助湿生痰，患有高脂血症的中老年人食用后会加重病情，不利于身体健康。

鹅肉

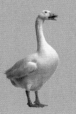

1.鹅肉的热量较高，过多的热量摄入体内，可在体内转化为脂肪堆积，引起肥胖，甚至引起其他心脑血管并发症，不利于中老年人的身体健康。

2.鹅肉中含有较多的脂肪，特别是皮中含有的饱和脂肪酸，可使血液中的三酰甘油和胆固醇水平升高。患有高血压的中老年人食用后，脂肪可与胆固醇结合沉积在血管壁，容易引发动脉硬化、脑卒中等并发症。

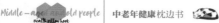
松花蛋

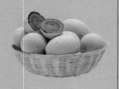

1.松花蛋可用鸡蛋或鸭蛋制作而成，在加工制作的过程中加入了大量的盐腌渍。中老年人如果摄入过多，对心血管不利，容易使血压升高，诱发高血压病。

2.松花蛋属于高胆固醇食物。中老年人过量食用后可使血清胆固醇水平升高，容易诱发高脂血症及心脑血管并发症。

3.松花蛋中含铅量较高，过量食用还容易引起铅中毒。

熏肉

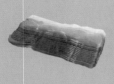

1.熏肉的热量很高，食用后可引起肥胖。

2.熏肉含盐多，大量摄入可引起血压升高，对并发高血压病的高脂血症老年患者不利，且熏肉在制作过程中可能产生致癌的亚硝酸盐，对中老年人健康不利。

3.熏肉的脂肪含量很高，大量的脂肪摄入可能引发脑卒中、动脉粥样硬化等并发症，肥胖的高血压患者尤其要注意。

炸鸡

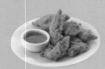

1.炸鸡的热量较高，食用后容易使血糖升高。

2.炸鸡中饱和脂肪酸的含量很高，糖尿病患者食用后容易诱发心脑血管并发症，且炸鸡在高温煎炸的过程中，维生素流失严重，而且还可产生有害物质。

3.炸鸡中的钠含量极高，多食容易引起水肿、高血压。

4.炸鸡中的钾、磷的含量都极高，过多食用会增加肾脏的负担，糖尿病并发肾病患者需慎食。

糯米

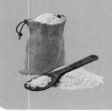

1.糯米热量高，每百克中含有78.3克糖类，患有糖尿病的中老年人食用后可使血糖升高，对病情不利。

2.糯米的钾含量较高，这对于存在钾代谢障碍的糖尿病并发肾病的中老年人的健康十分不利。

3.糯米的血糖生成指数为87，患有糖尿病的中老年人食用后可使血糖快速升高。

4.糯米制品黏度高，不易被消化吸收，不利于肠胃。

油条

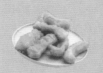

1.油条在制作时，需加入一定量的明矾，明矾是一种含铝的无机物，被摄入的铝虽然能经过肾脏排出一部分，但超量的铝会毒害人的大脑及神经细胞，对健康不利。

2.经过高温的油脂所含的营养素遭到氧化破坏，难以起到补充多种营养素的作用。

3.油条含钠量较高，每百克中含钠585.2毫克，多食可能引致水肿、血压升高。

薯片

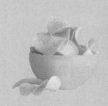

1.薯片热量高，食用后容易发胖，不利于管理血压。

2.薯片的脂肪含量很高，高血压患者过多食用可使血液中胆固醇与脂肪含量升高，从而产生高脂血症。

3.薯片中含有致癌物丙烯酰胺，过量食用可使丙烯酰胺大量堆积，加大了中老年人患癌症的风险。

4.薯片的口味靠盐等调味料调制，食用后可使血压升高，还可能引发其他心血管疾病。

黄油

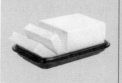

1.黄油的主要成分是脂肪，其热量极高，中老年人尤其是肥胖型的高血压老年患者不宜食用。

2.黄油所含脂肪达到80%以上，油脂中的饱和脂肪酸含量达60%以上，还有30%左右的单不饱和脂肪酸。黄油的热稳定性好，而且具有良好的可塑性，香气浓郁，是比较理想的高温烹调油脂。但其饱和脂肪酸含量较高，还含有胆固醇，因此中老年人和高脂血症患者不宜食用。

奶油

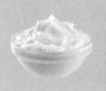

1.奶油的热量和脂肪含量极高，多食容易引起肥胖，不利于血糖和体重的控制。

2.奶油中含有大量的胆固醇和饱和脂肪酸，容易结合沉淀于血管壁，引发动脉硬化、冠心病等心脑血管并发症。

3.奶油中的含钾量较高，合并有肾病的糖尿病患者慎食。

4.奶油中的含钠量很高，多食可能引起水肿，导致血压升高，易诱发高血压。

Middle - aged and old people
Health pillow book
中老年健康枕边书

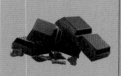

巧克力

巧克力是典型的高糖高油高热量食物，多食易导致肥胖。医学界将超重和肥胖确认为中老年人高血压发病的重要原因之一，虽然并非所有老年肥胖者都患有高血压，但总体上来说，体重越重，平均血压也越高，而且肥胖也和高血压一样，是引发心脑血管病的一个危险因素。所以，控制体重已经成为高血压患者降低血压的一个重要途径。因此，患有高血压的中老年人要慎食巧克力。

咖喱粉

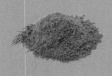

1.咖喱的糖类含量较高，且能促进唾液和胃液的分泌，增加胃肠蠕动，增进食欲，中老年人应慎食。

2.咖喱的脂肪含量不低，中老年人应慎食。

3.咖喱粉是具有辛辣刺激性的调料，食用后可使血压升高、心跳加快，不利于中老年人身体健康。

4.高血压老年患者需长期服用降压药，在服药期间也不宜食用咖喱。

芥末

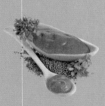

1.芥末的热量和糖类含量很高，而且它还可以刺激胃液和唾液的分泌，增进食欲，让人不自觉地进食更多的食物，从而容易引发老年肥胖。

2.芥末具有催泪性的强烈刺激性辣味，食用后可使人心跳加快、血压升高。患有高血压的中老年人须谨慎，患胃炎或消化道溃疡的中老年人应忌食。另外，眼睛有炎症的中老年人也不宜食用。

浓茶

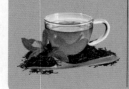

1.浓茶中含有浓度较高的咖啡因，可使人心跳加快，从而升高血压，增加心脏和肾脏的负担，不利于中老年人身体健康。

2.浓茶中含有的大量的鞣酸，可与食物中的蛋白质结合生成不容易消化吸收的鞣酸蛋白，从而导致便秘发生。

3.大量饮用浓茶后，鞣酸与铁质的结合会更加活跃，给人体对铁的吸收带来障碍，易导致缺铁性贫血。

可乐

1.可乐的营养低、热量高，多饮容易引起体重增加，提高患糖尿病的风险。

2.可乐中主要含精制糖，这种糖在人体中可不经任何转化而直接被人体吸收，从而使血糖快速升高。

3.可乐中的焦糖色素会导致胰岛素抵抗，诱发血糖升高。

4.常喝可乐除了会引发肥胖，还有可能导致龋齿、骨质疏松及心脏病等。

白酒

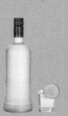

1.白酒的热量较高，多饮容易引起肥胖，增加心脑血管并发症的风险。

2.白酒中的酒精成分会影响肝脏内的内源性胆固醇的合成，使血浆中的胆固醇以及三酰甘油的浓度升高，容易造成动脉粥样硬化。

3.白酒引起的胆固醇和三酰甘油水平升高会引起心肌脂肪的沉积，使心脏扩大，从而引起高血压和冠心病。

比萨

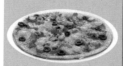

1.比萨的脂肪含量较高，中老年人多食不利于体重控制。

2.比萨在制作过程中常常加入了较多的盐和其他调味料，所以成品比萨中往往含有较多的钠，长期食用可引起血压升高、水肿。

3.比萨是用西红柿酱、奶酪、黄油和其他配料烤制而成的，胆固醇含量高，中老年人不宜食用。

冰淇淋

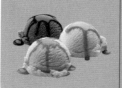

1.冰淇淋的热量、糖类含量和脂肪含量均较高，中老年人多食不利于体重的控制。

2.冰淇淋等冷饮进入胃肠后会突然刺激胃，使血管收缩、血压升高，并容易引发脑溢血。

3.冰淇淋含有的反式脂肪酸会降低高密度脂蛋白胆固醇，同时升高低密度脂蛋白胆固醇，增加患冠心病、高血压、糖尿病的风险。

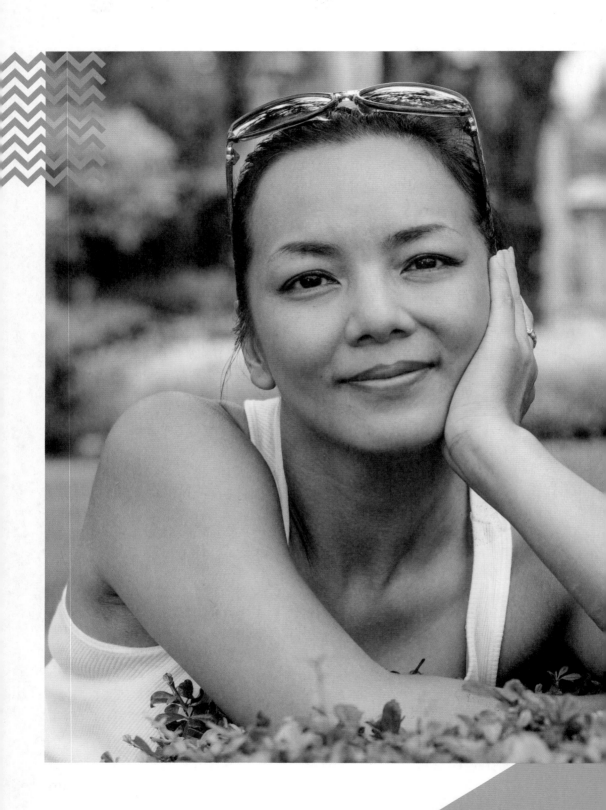

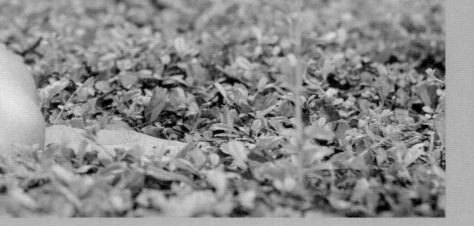

PART

03

生活起居要有序，细节保健康

1. 居室环境影响健康

老年人的大部分时间都是在社区和家庭中度过的，居住环境将直接影响他们的健康。因此，居住环境要十分考究，子女要尽量帮助老人避开一些不良环境。

中老年人宜居住房指南

随着物质生活的提升，现在人们的家居环境已经非常舒适温馨了。装修的人性化会极大地方便各种人群的生活需要，特别是中老年群体对房屋的要求期待会更高，在安全性、方便性、舒适性上更需要有较高的水准。中老年人宜居房大致为隔音好、通风好、装饰风格简单、家具稳当、灯光明亮。

位置

中老年人一般都早睡早起，因此不要将房间设于房子中间，以免家人的活动打扰到中老年人的休息。中老年人宜居房不可离家人房间太远，如果有二楼的话，须尽量安置在楼下，以免经常走楼梯，易滑倒。此外，还需要离浴厕近些，方便起居生活。

大小

宜居房不可过大。根据中医理论，人体在白天，体内能量和外部空间能量是一个内外交换的过程，人体通过呼吸、吸收阳光、摄入食物等，随时补充运动、用脑所消耗的能量，而一旦人体进入睡眠状态，则只有通过呼吸摄入能量。但人体在睡眠状态中只是减少了体力活动，大脑因为不停地做梦并不能得到充分的休息。因此，在睡眠过程中，人体能量是付出得多，吸收得少。所以，建议宁可给老人选择较小的次卧室作为睡眠的安乐窝。

装修材质

中老年人的体质较差、抵抗力下降，所以对装修材料的要求比较高，需要选用天然、环保、污染少的材料。老人房装饰材料可用木材、竹材、石材等，地板需要用防滑砖、木地板等。尽量少用金属和复合工程塑料。

中老年人居室细节

色彩

色调要以淡雅为主，以沉稳宁静、朴素平和为佳。切忌用太浓烈的颜色。如果色彩太强烈，会影响神经，不利于健康，太过阴沉也会让人感到压抑。

房门开关设计

不应设门槛，有高差时用坡道过渡，而且在材质和色彩上应有变化。门拉手宜选用旋转臂较长的，避免采用球形拉手，拉手高度宜在 90 ～ 100 厘米之间。

根据身高，居室窗台尽量放低，最好在 75 厘米左右，窗台适当加宽，为 25 ～ 30 厘米，便于放置花盆等物品，或扶靠观看窗外景色，条件许可时窗台内可设置安全栏杆。

家具应是简单、稍低、柔软的，如转椅、安乐椅、软皮矮沙发、矮床，还可

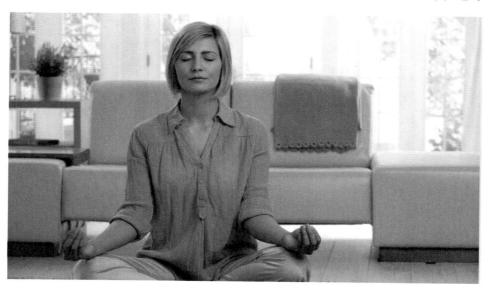

设置写字台、电视柜、茶几。

电风扇、电暖炉等宜放置在房间角落，不要影响起居活动。电器开关安装位置应以方便实用、安全有效为原则。

灯光布置要合理

考虑到中老年人视力下降的可能，因此室内光源尽可能要明亮一些。在走廊、卫生间和厨房的局部、楼梯、床头等处要尽可能地安排一些灯光，以防摔倒。另外，开关要科学合理，在一进门的地方要有开关，否则摸黑进屋去开灯容易绊倒；卧室的床头要有开关，以便起夜时可以随手控制光源。

选用合适的床

床是人们最"珍爱"的家具之一，一张舒适的床往往能让人免除许多疾病，是健康生活的一个基本保证。由于人体脊椎呈浅S形，躺下时需要有适当硬度的支撑物，因此富有弹性的床垫对人体的舒适程度和睡眠的质量有重要影响。体重较轻者宜睡较软的床，使肩部臀部稍微陷入床垫，腰部得到充分支撑。而体重较重者适合睡较硬的床，弹簧的力度能让身体每个部位与床垫贴合在一起，特别是颈部与腰部得到良好支撑很重要。

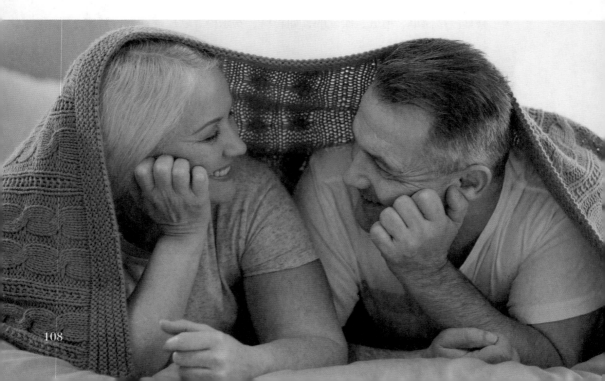

注意床上用品的颜色

老人床上用品的颜色选择不能太绝对了，毕竟每个人的爱好和审美观不同。但是一般而言，老人家都不太喜欢大红大绿或者太浅（如粉红）的颜色。可以选择浅绿、浅蓝等清淡的颜色，或棕色、灰色等较沉稳的颜色，花纹不宜太复杂，简单的绣花、线条等符合老人的喜好。

绿色和紫色有助于安神，能使人精神放松，舒缓情绪。恐惧症和精神分裂症患者可以选择绿色、紫色的床上用品。

浅橘黄色、天蓝色和粉红色使人感到精神振奋，心情愉快，充满希望。抑郁症、焦虑症患者不妨选择浅橘黄色、粉红色、天蓝色的床上用品。

青色有助于睡眠，失眠症患者不妨选择以青色为主色调的床单、枕套和被罩等。

乳白色、象牙色、白色、原木色，这些颜色与人的视觉神经最契合，因此无论是床上用品还是家具都可以作为参考。

床垫与被褥

硬床软垫比较适合老年人。床垫可以选择弹簧较硬的席梦思和棕垫，如今广泛流行的席梦思床，弹性过大，太柔软了，人们睡在上面感觉十分舒服，其实这样的床并不好，它容易使脊柱变形、弯曲。归根结底，床宜硬不宜软。

褥子稍微软一些，厚度在 3 ~ 5 厘米。

老年人的被子，最好选择保暖性能好又较轻的羊绒被、鸭绒被，两床薄被的保暖效果会好于一床厚被。春秋用的被子首选蚕丝被，既保暖又透气。选择床单与被褥时还要注意重量、清洗方便性等材质问题。

枕头的选择

高枕头是老年人的大忌。老年人使用高枕头易患颈椎病，所以老年人要注意一定要选偏硬、支撑性好的枕头，年轻人喜欢的那种松软的枕头并不适合老年人。荞麦枕、茶叶枕是不错的选择，可以根据人的睡姿"自动"定型，对颈椎起到支撑作用。

老人用的枕头，高度一般要略高于普通人群，以 10 ～ 15 厘米为宜。另外，还要看老年人的睡姿，对于喜欢仰卧的人来说，最好选择低一点儿的枕头，8 ～ 12 厘米较为合适。

浴室安全

选用防滑地材

浴室是最容易发生意外的地方。水汽造成地面湿滑，容易摔倒，跌倒会造成非常严重的伤害。因此，浴室的地板一定要选择防滑材料，小块的马赛克铺贴的浴室地面比其他材料更防滑。表面是哑光的地砖，防滑性能非常好。此外，市面上出售的各种防滑垫也很好用。可将其放置在浴室门口、浴缸内外侧及洗手盆下方等处。建议在此基础上再穿着防滑功能的拖鞋、在室内铺设地毯等。

设置安全扶手和淋浴座椅

老年人的浴缸里，再多的安全保障都不为过。随着年事渐高，腿脚多有不便，起身、坐下、弯腰有时会成为困难动作。除了家人适当的搀扶外，设置于墙壁的辅助扶手能够起到很好的帮助作用。选用防水材质的扶手装置在浴缸边、马桶与洗手盆两侧，可令行动不便的人生活更自如。此外，马桶上装置自动冲洗设备，可免除回身擦拭的麻烦，十分实用。另外，在淋浴区沿墙设置可折叠的座椅，不仅可以节省空间，还能节省体力。

适宜养在室内的植物

中老年群体大多喜欢安静整洁的家居气氛，因此舒适的生活环境非常重要。家中养一些花草，可以修身养性，对于保持精神上的轻松愉悦有着良好的作用，同时可用来保持空气的清新，视觉上也能得到放松。

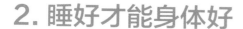

2. 睡好才能身体好

    人的一生有三分之一是在睡眠中度过的，睡眠是对人体的一种保护。很多中老年人的睡眠质量越来越差，且每天的睡眠时间只有四五个小时，甚至更少。都说人老了睡眠时间少点没关系，但一般中老年人都会出现入睡难、早醒、多梦易醒等症状。长期睡眠质量差对身体健康危害极大，甚至诱发各类疾病，危害生命，中老年人应引起重视。

最佳睡觉时间

    老年人的最佳睡觉时间是什么时候呢？很多老年人睡得比较晚，有些老年人和年轻人一起等到十一二点钟，或者到凌晨一两点钟才睡觉，其实这样严重影响了老年人的作息规律，扰乱了生活，有损老年人健康。俗话说，"早睡早起身体好"，

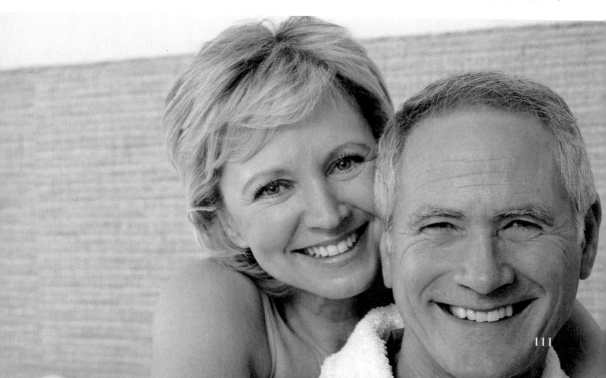

这是有一定科学道理的。人进入睡眠，意识相对不清楚，肌肉的随意运动停止，从而帮助恢复体能、巩固记忆力，其重要性仅次于呼吸和心跳，是维持健康不可缺少的。良好的睡眠可以使人第二天保持清醒和活力。

睡眠的产生，主要靠大脑分泌的激素——褪黑素来诱导，它的分泌非常有规律，白天，其在血液中的浓度极低，到了黑夜则显著升高，凌晨 2: 00 ~ 3: 00 时达到最高峰。随着褪黑素分泌量的逐渐降低，睡眠逐渐变浅，直到早晨自然醒来。

正常睡眠是由深睡眠和浅睡眠构成的，两者交替出现，只有深睡眠才是有效睡眠，对消除疲劳、恢复体力起到重要作用，但它在每昼夜的总睡眠时间里，仅占 15% 左右。人在夜间 0: 00 ~ 4: 00 之间容易获得深睡眠，正常成年人一般在入睡 60 分钟后才会进入第一次深睡眠。因此，我们建议，没有睡眠障碍的成年人在晚上 10: 30 前开始进行睡前准备，如洗漱、放松、上床，保证 11 点前入睡，1 小时后顺利进入深睡眠，以保证良好的睡眠质量。

起床不宜过急

老年人起床一定要做到三个"慢"：

第一慢，醒来时先躺着，不要急着起身，休息一会儿，可以伸伸懒腰，使血液慢慢流动。

第二慢，坐起来时，不要立即挪到床边，可以靠在床头休息一会儿，这样能够降低心脏和血管的负担。

第三慢，下床时，不要立即站起来，可以先在床边坐一会儿，这样做可以改善脑供血状况，以防引起脑供血不足。

注意睡姿及朝向

睡眠的姿势，不外乎仰卧位、右侧卧位、左侧卧位和俯卧位四种体位。

仰卧位时，肢体与床铺的接触面积最大，因而不容易疲劳，且有利于肢体和大脑的血液循环。但有些老年人，特别是比较肥胖的老年人，采用仰卧位时易出现打鼾，而重度打鼾（指出现大声的鼾声和鼻息声）不仅会影响别人休息，而且可影响肺内气体的交换而出现低氧血症。

右侧卧位时，由于胃的出口在下方，故有助于胃内容物的排出，但右侧卧位可使右侧肢体受到压迫，影响血液回流而出现酸痛麻木等不适。

左侧卧位，不仅会使睡眠时左侧肢体受到压迫，胃排空减慢，而且使心脏在胸腔内所受的压力最大，不利于心脏的输血。而俯卧位可影响呼吸，并影响脸部皮肤血液循环，使面部皮肤容易老化。

因此，老年人睡觉不宜左侧卧位和俯卧位，最好采取仰卧位和右侧卧位。而易打鼾的老年人及患有胃炎、消化不良和胃下垂的老年人最好选择右侧卧位。

睡多久合适

30～60岁成年人：每天睡7小时左右

成年男子需要 6.49 小时睡眠时间，妇女需要 7.5 小时左右，并应保证晚上 10 点到早晨 5 点的"优质睡眠时间"。因为人在此时易达到深睡眠状态，有助于缓解疲劳。

芬兰一项针对 2.1 万名成年人进行的 22 年跟踪研究发现，睡眠不到 7 小时的男性，比睡 7～8 小时的男性死亡可能性高出 26%，女性高出 21%；睡眠超过 8 小时的男性，比睡 7～8 小时的男性死亡可能性高出 24%，女性高出 17%。

60岁以上老年人：每天睡5.5～7.0小时

老年人应在每晚 12 点前睡觉，睡眠时间保证 7 小时，甚至 5.5 小时就够了。

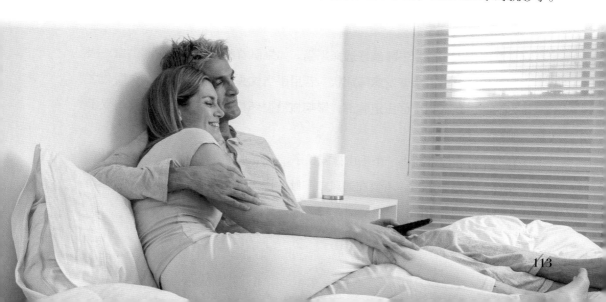

阿尔茨海默病协会公布的数据显示，每晚睡眠限制在 7 小时以内的老年人，大脑衰老可推迟 2 年。而长期睡眠超过 7 小时或睡眠不足都会导致注意力变差，甚至患上老年痴呆，增加早亡风险。

午睡马虎不得

很多中老年人喜欢午睡，调查发现，午睡在 30 分钟以内不会对身体造成不良影响，但超过 60 分钟，时间越长，患上骨质疏松的概率就越大。那么，中老年人如何睡出一个健康有质量的午觉呢？

午睡时间

根据人体生物钟研究发现，中午 12 点至下午 1 点之间，大部分人的体能都会出现明显衰退，最适合午睡。不要太晚午睡，下午 3 点后午睡就会影响到晚上的睡眠质量。因此，午餐后的时间是午睡最佳时间。

午睡长度

30 分钟的午睡是恢复认知功能的最佳时间长度。研究显示，一杯双份浓缩咖啡的效果还不及 20 分钟的小憩。中午睡上半小时至 1 小时，即可使大脑和身体各系统都得到放松和休息，可提高机体的免疫功能。因此，午睡时间最好控制在半小时至 1 小时，否则醒来会感到很不舒服。午睡时间太长，还会搅乱人体的生物钟，影响晚上的睡眠，特别是有失眠问题的中老年人，午睡不能太久。

午睡姿势

对于中老年人来说，午睡最好选择平躺。如果趴着睡，会减少头部供血，醒后易出现头昏、乏力、手臂发麻等症状。若用手当枕头会使眼球受压，久而久之容易诱发眼病，趴在桌上会压迫胸部，影响血液循环和神经传导，使双臂与双手发麻、刺痛。

午睡时最好在腹部盖上一条毛巾被或毯子，以防凉气乘虚而入，易引起感冒、腹泻、头痛、头晕等不适。不要在通风口午睡，因为人在睡眠时体温调节中枢功能减退、抵抗力明显下降，一旦受凉，轻者醒后身体不适，重者易生病。

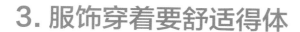

3. 服饰穿着要舒适得体

中老年人体力衰退、机体抵抗能力变弱，体温调节功能降低，皮肤汗腺萎缩，冬怕冷、夏惧热。因此，中老年人衣着服饰的选择，应以暖、轻、软、宽大、简单为原则。

中老年人怎么穿衣服

中老年人的穿着非常重要，不正确的穿衣方式会给中老年人带来不便，而且也容易得病。中老年人平时不仅要注意身体变化，也要注意穿着。一定要注意保暖方式，注意腿部保暖，忌穿太紧的鞋子、太紧的袜子。

注意重要部位的保温

穿衣时要特别注意身体重要部位的保温，上半身要注意背部和上臂的保暖，下半身要注意腹部、腰部和大腿的保暖。加一件棉背心，戴顶"老头帽"，对防止受凉有很大帮助。冬天的棉裤较重，易下坠，最好做成背带式。

贴身衣最好是棉布或棉制品

中老年人的皮肤随年龄的增长而逐渐干燥，在内衣的选择上需要特别注意。

选择纯棉制作、手感柔软、吸湿性强的内衣，化纤内衣尽量少穿或不穿。

内衣的颜色以白色或其他浅色为最佳，因为浅色内衣不仅利于及时换洗，还有助于及时发现身体分泌物的异常情况。

有些患风湿性关节炎的老年人则可以穿氯纶制成的裤子，因为氯纶产生的静电对治疗风湿性关节炎有一定的帮助。

对于活动不太灵便的中老年人来说，内衣选用开襟式的，方便更换。

经常穿颜色艳丽的衣服

如果老年人能够经常穿一些颜色亮丽的衣服，如红色、绿色、黄色或几种色彩混合起来的花色等，不仅让自己看起来眼前一亮，心情不由自主变得开朗、轻快外，也会让别人感觉你年轻了许多，他们的由衷赞美，会让你的好心情大增，从而忘记生活中一些不愉快的事。在这种好心情的驱使下，老年人会变得更积极向上，喜欢主动与人沟通交流，心态也会变得年轻。

服装的款式同样能够影响老年人的心情。如一些身材较胖的老年人穿一些细长型的服装，可以显得苗条，给自己带来好心情；一些较瘦的老年人，穿一些宽肥的衣服，可以让自己显得魁梧一些，给自己带来自信。

老年人穿衣的四大禁忌

忌领口紧

冬季到了，老年人为保暖，喜欢穿高领毛衣、保暖内衣等。要注意的是，领口不能太紧，它可能会影响颈椎的正常活动，还会使颈部血管受到压迫，使输送到大脑和眼部的血液减少，引发脑供血不足。衣领过紧还可压迫颈动脉窦压力感受器，进而通过神经反射，引起心动过缓，甚至暂停，可引起血压下降，脑部供

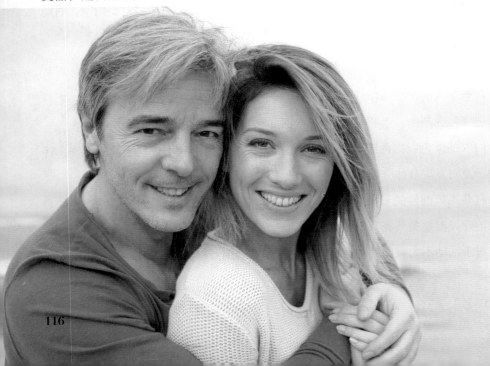

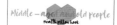

血减少，出现头晕乏力等症状，尤其对于患有心血管疾病的老年人来说，领口过紧会加重心脏负担，容易诱发心血管疾病，严重者还可出现休克。

忌腰紧

腰带束得太紧，勒着腰部的骨骼和肌肉，容易引起血液循环障碍，导致腰椎局部长期缺血缺氧，还易引发腰椎损伤、腰痛、下肢疼痛、麻木、水肿。另外，还影响胃肠道正常蠕动，日久会导致消化不良、食欲不振、便秘等。

忌袜口紧

袜口紧不利于脚部血液回流心脏，时间长了，会引起脚胀、脚肿、脚凉，甚至腿脚麻木无力，导致行走不便。

忌鞋子紧

脚部尤其是脚趾受挤压，会影响脚部血液循环，引起脚趾肿胀、疼痛、脚凉。

帽子的选择

虽然说"穿衣戴帽，各好一套"，但中老年人的帽子还是有很多讲究的：

帽子应松紧适度，买帽子前先用皮尺量一下头围，恰当的帽子周长应比头围大1.5厘米。帽子要美观、轻便、柔软、舒适、耐用。

帽子的式样要与服装的式样及人的肤色、脸形相协调。

帽子应具有遮阳、御寒、挡风沙等作用。

总体来说，中老年人的帽子不但应该具备实用性，还应该具备装饰性。

鞋子的选择

民间有"养树需护根，养人需护脚"的说法，保护好双脚，对于中老年人来说至关重要。鞋子是脚的"天然屏障"，穿一双适合自己双脚的鞋子能有效缓解走路、跑步等运动带来的疲劳感。

运动鞋最好选择有气垫的。气垫鞋是将一个注满压缩气体的气囊置于鞋底，气囊就如同一个充满气的气球，可以减缓步行或运动时的震荡，有效缓冲地面对

Middle-aged and old people
health pillow book
中老年健康枕边书

膝关节的冲击力，且不易破裂或压扁，使人长途跋涉或走在崎岖路面时更为舒适。另外，鞋底也要选择耐磨防滑的。

也可以选择专业老人健步鞋，挑健步鞋也有三原则：鞋前宽、鞋中韧、鞋跟硬。

脚趾前至少要留出1厘米，预留足够的空间让脚趾活动；鞋子中段韧度适中，不易崴脚，挑鞋时可以用手扭转观察，扭不动或可以扭成"麻花"状都不行；老人脚跟脂肪垫变薄，缓冲能力变弱，一不留意踩到小石子，脚跟很容易疼痛，发生足底筋膜炎的概率也会变高。因此鞋跟要有一定硬度，并且2~3厘米高，才有助于分散脚底的压力。

此外，老人应穿透气性好的鞋子，如运动鞋，不宜选塑料等材质的；鞋子建议是用粘扣、鞋扣等固定，因为鞋带不仅容易松开，还会增加老人被绊倒的风险。

老年人如何选拐杖

老年人的拐杖相当于第三条腿，有了拐杖，走路会稳定很多。老年人选择拐杖有如下技巧：

①拐杖的材料应结实耐用，不易变形，木质或是合金制品都可以选择，建议不要选择金属拐杖。

②要选择拿起来轻巧的拐杖，不要太重，以200~350克为宜，保证携带方便。

③拐杖手感不宜太光滑，让老年人握在手里安全舒适。

④拐杖的长度要因人而异，一般以老年人站直、拐杖与腿平行之时，胳膊与拐杖呈30°角为宜，过短或过长都会对老年人造成负担。

⑤拐杖上端扶手横弯曲度应该超过手心范围，以免给手腕部带来负担，扶手的长度不要超过手腕的宽度。患有关节炎和脑卒中的老年人，应该在医生的指导下使用专用扶手。

⑥拐杖底端2~4厘米处应有橡胶套，橡胶套和地面摩擦力较大，保证拐杖着地时轻稳、不打滑，更加安全。拐杖使用一段时间后，要检查橡胶套是否松动，以免意外发生。

⑦选择三爪或四爪拐杖为佳，这种拐杖一般可以调节高度，带有三到四个橡胶套，安全性更高。

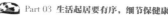

4.日常注意疾病预防

中老年人免疫力逐渐变弱，很容易遭到各种疾病的侵袭，日常更应多注意疾病防治，坚持定期体检，平时多按摩有助于预防疾病。

定期体检重要

老年人是癌症高发人群，随着年龄的增长，患癌症的概率就越高，因此，老年人应该提高对肿瘤疾病的重视。体检中心专家认为，维护老年人健康、预防癌症最好的方式就是经常做体检。因为老年人体内的早期肿瘤一般很难发现，容易出现误诊或漏诊，只有经常体检才可以尽早发现。

老年人恶性肿瘤具有其自身的临床特点：首先是生长缓慢，老年人恶性肿瘤发展比年轻人慢，倍增时间延长，其病理类型一般显示分化较好、恶性程度较低，且癌细胞的转移概率也低于年轻人，老年人癌细胞转移发生率随年龄增加有减少倾向。其次是临床症状不典型，隐匿性强，早期诊断较为困难，易漏诊。

老年患者同一脏器常会同时有不同性质的疾病，加上肿瘤本身引起的症状常不突出，特别是早期的肿瘤本身很少有明显症状，而且老年人机体反应迟钝，对病痛感觉不灵敏，或不能及早表现出来，因此易造成误诊和漏诊。

老年人预防癌症，除了要经常做体检外，还要注重饮食调节，合理的饮食结构可以预防肿瘤。另外，还要保持平和的心态，避免伤心、发脾气。

中老年人通过体检能发现很多疾患：

①量体重。身体过于肥胖会增加心脏负担，易诱发心血管疾病，过于消瘦则会导致抵抗力降低，免疫功能下降，容易感染疾病。

②测血压。年龄越大，高血压病的患病率越高。而许多早期高血压病患者无

明显症状。因此，中老年人通过测血压可以及时发现血压异常。当然，高血压和低血压都要引起重视。

③尿检可及时发现肾脏病、糖尿病、高血压、冠心病等。

④心电图可及时发现冠心病心律失常等。

⑤查眼底。眼底动脉可反映出脑动脉硬化的程度，通过眼底检查可早期发现老年性白内障、原发性青光眼等疾患。

⑥胸部 X 线透视可发现早期肺部疾患，尤其是嗜烟者更应定期检查。

⑦甲胎蛋白测定可发现早期肝癌，慢性肝病患者尤应注意检查。

⑧大便潜血试验可发现早期消化道疾患及癌症。

⑨肛门指检有助于发现直肠癌、前列腺癌、前列腺肥大等病症。

建议老年人每半年做一次体检，并做好体检记录，保管好化验单。常规性检验项目（如体重、血压、尿检、心电图、查眼底等），有条件的最好每季度查一次，这样既能及早发现疾患，又能对自己所患疾病的治疗、发展趋势有所了解。

按摩防治疾病

自我按摩是指用自己的双手在身体不同部位摩擦，有时也称主动按摩、保健按摩。按摩动作简单，容易掌握，住家、旅行可用，晴天、雨天可行，如能坚持，对于预防疾病、强壮身体无疑是有帮助的。

梳发按摩

梳发按摩有清醒头目、促进食欲、疏通血脉的作用，对高血压、失眠、神经衰弱、感冒、脱发、消化不良、记忆力减退等症有一定的治疗效果，还可预防脑溢血的发生。

按摩方法

①两手十指屈成自然弓形，以指代梳，自前额发际开始，经头顶向后，至颈后为止，轻抓头皮，然后以头部前后正中线为中心，两手逐渐向两边移开，同时轻抓头皮，至两耳上部结束，依此共按摩 36 次，第一次用力宜轻，尔后逐渐加重。

②十指仍保持屈弓，左右手各过头顶，分别自对侧耳上部发际开始，经头顶

至同侧耳上部为止，轻抓头皮，然后以两耳经头顶的连线为中心，左手向前，右手向后，逐渐分开，同时轻抓头皮，至前后发际尽为止，依此共抓 36 次，开始用力宜轻，尔后逐渐加重。

③两掌心贴头面，自前额开始，擦至下颌后，再翻向头后颈部，经头顶至前额止，依此共按摩 36 次。第一次用力稍重，尔后逐渐减轻。

④用梳齿整齐圆滑的木梳轻梳头发，按所需发型稍作梳理。

注意事项

①梳发时可以与气功有机结合，力求全身放松，意念专注，呼吸均匀。

②动作要轻柔缓慢，不能急于求成、心躁手乱。

③开始时由轻到重，结束时由重到轻，轻则如鹅羽拂面，重则以不疼痛为准。

④梳发按摩时间宜在清晨。

擦目

可促进眼部血液循环，防治目疾，增进视力，能治疗近视、弱视、散光和老花眼等。

按摩方法

①双目微闭，双手拇指置于眼角内侧，其余手指向上，拇指指腹由内向外轻轻摩擦眼皮 36 ~ 72 次。

②按以上方法摩擦眼眉 36 ~ 72 次，结束后拇指按压太阳穴 36 次。

③睁开双目，眼球左右旋转各 18 次。

注意事项

①每日按摩 1 或 2 次，宜在清晨起床前和夜晚睡觉前使用此法。

②用力要均匀柔和，不要损伤眼球。

梳胸

本法具有疏肝理气、解郁之功，适于治疗胸闷气喘、胸胁胀痛、心情不舒等症。

按摩方法

①取端坐位或仰卧于床上，松解上衣纽扣，露出内衣，全身放松。

②双手五指略屈曲，呈梳状，上下左右轻梳前胸各部位，连续约百次。

③梳毕，用右手五指依次在前胸各部位进行轻轻叩击。

④结束后，再对膻中穴（胸骨中段凹陷处）进行按摩 2 ~ 3 分钟。

注意事项

①每日按摩 1 次，临睡前进行。

②心情烦躁、发怒时暂停按摩。

揉肩

此法可促进肩关节及上臂的血液循环，改善局部状况，增强肌肉肌腱的功能，可治疗肩周炎、肩关节痛及肩部肌肉疼痛等。

按摩方法

①取端坐位，将病臂屈曲成直角放在桌上，用健侧手搂住患肩中间，手掌向下，先向肩胛骨部位推摩，再往下如此往返数十次，然后用手抓揉肩部肌肉，直到肩部有温热感为止。

②继续用健康手掌腕部，从肘关节开始向肩胛部滚擦，往返数十次。

③用手掌依次对肩部及上臂进行拍打数十次即可结束。

注意事项

①此法每日 1 或 2 次，不拘时，但必须坚持，不能间隔。

②冬季按摩，宜将手搓热。

搓尾骨

摩擦尾骨可刺激肛门周围神经，促进局部血液循环，具有预防脱肛及痔疮复发的作用，对老年习惯性便秘也有一定的疗效。

按摩方法

①身穿内衣，端坐床上，用双手中指及无名指指腹在骶骨至尾骨部位上下摩擦 36 次（上下为一次）。

②轻轻用手掌再摩擦 20 次，至皮肤略呈红色。

注意事项

①夜晚睡觉前进行按摩，每日 1 次。

②按摩前用温水清洗肛门周围，再用布擦干。

腰部保健按摩

按摩腰部有疏通经络、壮腰强肾的作用，可防止性功能减退，对椎间盘突出、骨质增生、腰肌劳损所致的腰腿痛也有一定的治疗作用。

按摩方法

①两手对搓发热后，紧按腰眼处（约与脐眼相对的脊椎凹陷处称命门，旁开1.5寸处叫肾俞，再开1.5寸略下方凹陷处便是腰眼），用力向下搓到尾闾部分，然后再搓回到两臂后肘尽处，共用力搓三十几次。

②握拳轻叩腰眼、肾俞等部位，略感麻木为度，叩腰时配合腰部旋转。

注意事项

①用力不能太轻，否则达不到力度，也不能太重，以免伤及皮肉及神经。

②冬季按摩，应注意保暖，不可露天进行，以防寒邪侵袭肾脏。

③沐浴后水湿未干，不要立即进行按摩。

腹部保健按摩

按摩腹部可促进腹部脏器的血液循环，刺激胃肠，促使蠕动加强，且可促进胆汁和各种消化液的分泌，还可消耗腹部堆积的脂肪。所以，按摩腹部对慢性胃肠炎、慢性胆囊炎、胆石症、肥胖症和习惯性便秘都有一定的防治作用。

按摩方法

①揉腹：坐位或卧位，用手掌从心窝左下方按摩起，经过脐下小腹向右按摩，绕脐至原起点为1次，共按摩36次。

②擦丹田：丹田在脐下1.5寸处。用手掌在丹田四周轻摩，然后摩向丹田，逐渐加大掌力，再用右手三指在丹田摩擦百余次，附近的关元穴也可同时擦摩。

注意事项

①腹部脂肪较厚者，应加重按摩力量。

②腹部有肿瘤和急性炎症者，禁止在腹部按摩。

肾囊保健按摩

此法曾是古代养生家秘而不传的健身功，具有抗老益寿的功效，适用于肾精不足、气血虚弱诸症，如久病不起、腰酸肢麻、阳痿、四肢不温、耳鸣耳聋等，都可坚持肾囊保健按摩。

按摩方法

①两手搓热，一手兜肾囊（睾丸），另手小指侧放在小腹毛际处，然后两手齐用力向上擦兜睾丸、阴茎等一百次左右。然后，换手同样再擦兜一百次左右。初练时，用力要轻，次数可酌情减；练到一定程度时，用力可加大，次数可达几百次。

②两手搓热，然后适当用力来回搓揉睾丸、阴茎百余次。

③两手掌夹持睾丸和阴茎，用力向上、下各拉 3 ~ 5 次。

④用手指揉搓睾丸，两手交替进行，然后揉小腹几十次。

注意事项

①用力的强度和次数要循序渐进，练后以不感疼痛和不适为度。

②练到一定程度后，用力要尽可能大，次数也可增到几百次，能给睾丸以足够的刺激。

③宜早、晚在床上被窝内进行按摩。

④注意阴部清洁，防感染，阴部有湿疹或炎症者不宜操练此功。

腿膝保健按摩

腿膝按摩有助于下肢血液循环，帮助静脉血和淋巴液回流。因此，可以预防下肢静脉曲张和站立性下肢水肿，并可防止肌肉萎缩，增强步行能力。按摩膝部还可使局部温度升高，促使关节灵活，预防膝关节炎。

按摩方法

①两手紧抱大腿根近胯处，用力向下擦到足踝，然后擦回到大腿根部，如此上下来回按摩 20 余次，直到腿脚皮肤发热。

②两手掌心紧按膝盖，先齐向内旋转 10 余次，后齐向外旋转 10 余次，再用

手掌摩擦膝部皮肤至发热、发红。

注意事项

①寒天有风处不宜做此按摩。

②下肢溃疡糜烂者，禁止按摩。

脚心保健按摩

摩擦足心涌泉具有疏通心肾、调理内脏功能的作用。经常按摩涌泉，可预防感冒，降低血压，治疗眩晕、失眠、鼻塞不通等症，并对中老年人上重下轻、足冷麻木、浮肿有一定的治疗效果。

按摩方法

①用温水洗脚，再以洁净的干毛巾擦干，取坐位。

②将手搓热，左脚盘在右侧大腿上，用左手握住左脚趾，突出前脚心部位，用手掌缓缓摩擦足心涌泉穴 80 余次，同样的方法摩擦右脚。

注意事项

①在每晚睡前使用此按摩方法。

②按摩前要做到"志意和，精神定"，不能三心二意。

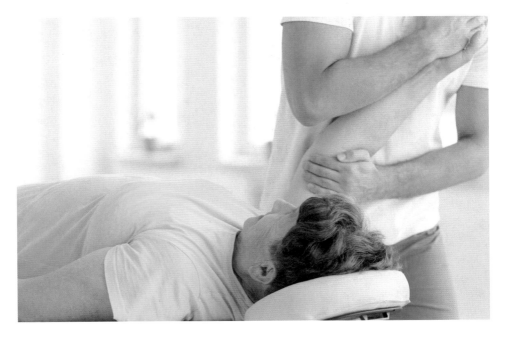

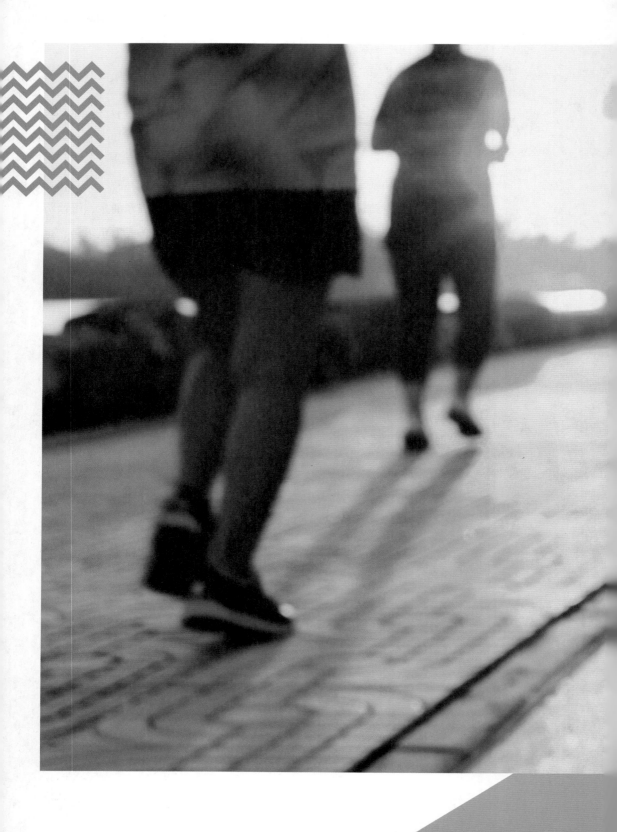

PART

04

适度运动，为健康护航

1. 中老年人的锻炼及注意事项

生理学方面的研究表明，适度的体育活动不仅能延缓衰老，还能使人身体健康。事实证明，经常参加体育运动能改善心脏功能，使肌肉结实有力，骨质密度增加，反应速度加快，还能锻炼顽强的意力，使人精神愉快、朝气蓬勃。当然，中老年人进行体育锻炼不是没有危险的。有关专家认为，50 岁以上的人不能进行跳跃或其他连续剧烈的活动，如跳绳、疾跑等，因他们的骨骼易断裂。

中老年人锻炼时务必记住以下几点：

①运动前做体格检查，了解自己的身体状况，以便选择合适的锻炼项目。

②运动中动作要缓慢，做到循序渐进。

③要了解自己的运动限度。如果感到很疲劳或出现失眠，身体某部位持续疼痛，说明运动过量了。

④要行之有素，持之以恒，不能三天打鱼，两天晒网。

⑤运动前要做 10 分钟的准备活动，如散步、伸展腰肢，这样可使心脏、肌肉及骨骼免遭损害。

⑥较激烈的运动切勿骤停，运动结束时要散步几分钟。如需洗澡，至少要在运动结束 15 分钟后用温水洗。

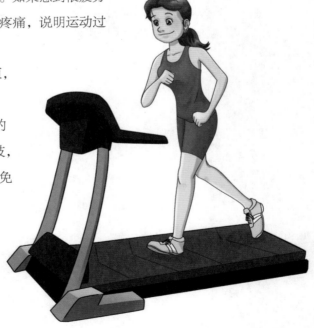

 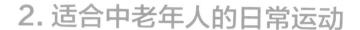

2. 适合中老年人的日常运动

快步走

快走是一项随时随地都可以进行的运动项目，它不需要借助任何设施和用具，只要你迈开双腿，甩开双臂，加快步伐就可进行。那么，怎样的速度算是快走，它与慢走和跑步有什么区别呢？一般认为，时速在 3.6 千米叫慢走，5.5 千米叫快走。据此，快走 10 分钟应该为 1 千米左右路程（中老年人、体弱者可略慢），即大概每分钟走 120 ～ 140 步。这样才能满足中、小运动强度要求，达到应有的健身效果。

快走能促使脑部释放脑内啡，提升精神，使心情愉悦。每天机械式地伏案工作，两点一线，长期以车代步上下班，身体得不到锻炼，身心也备受煎熬，健康问题已是不可回避的问题。如果我们在晚饭后换上运动鞋，迎着晚风，加入快走人群中去，抬头挺胸跨大步，半小时后就会感觉无比轻松。快步走不但能健身防病、改善血液循环，还能使郁闷一扫而光，使人精神愉快、身心舒畅。

此外，我们在进行快走运动时应注意以下几点：首先，选择在平地上行走，这样对关节的损伤较小，贫血患者要循序渐进，不可骤然加大运动量，如果出现眩晕或不适，应停下来休息片刻；其次，挺胸抬头，展开双肩，让肩与臀保持在同一条与地面垂直的直线上，若臀部靠后，会增加脊柱和腰部负担，不能达到最佳运动效果；第三，自然摆臂，注意臂不要摆到肩以上；第四，步伐要大，速度要快；最后应将腰部重心置于所踏出的脚上，走时要积极使用全身肌肉，这有助于减轻腰痛、肩痛，并可改善内脏功能。

Middle-aged and old people
health pillow book
中老年健康枕边书

跑步

随着人们健康意识的增强，跑步已经成为一项全民健身项目，俨然是运动中的王者。作为人们在学习和工作之余最好的生活和保健方式，跑步对女性的健康和美丽十分重要。

一、对于女性来说，降低乳腺癌和其他癌症的发病率与参加运动数量和强度有很大的关系。定期参加锻炼，包括跑步锻炼，特别是进行每周 4 小时以上跑步等运动的女性，比那些常年在单位与家中久坐的女性的发病率要低 37%。

二、跑步可以保持骨骼的健康。现代医学已经证实，人体在 30 岁以后骨密度会以每年 0.75% ~ 1.00% 的幅度减少。骨骼的健康需要外部施加的压力，利用自体负荷的跑步运动是强健骨骼的有效方式。

三、缓解经前期综合征。女性持续进行 3 个月的有氧跑步锻炼，可以有效地缓解经前期综合征。那些具有高度锻炼积极性的女性，极少受到经前综合征和痛经的困扰。减弱了这些困扰，会让女性备感身心轻松，更容易获得愉悦感。

四、毫不讳言，跑步可以使女性焕发更大的魅力。长期坚持锻炼的女人，往往在性生活中表现得更加积极。达到体育人口标准（指每周参加至少 3 次锻炼，

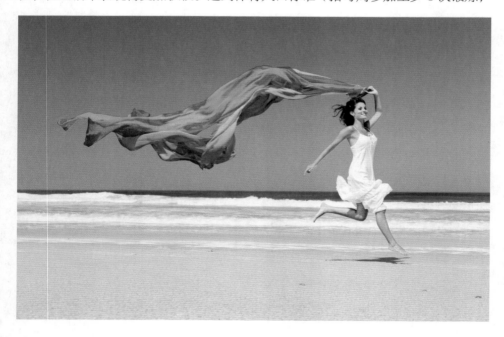

每次 30 分钟以上，强度中等以上）的女性有 40% 在性生活中有更强的积极性，31% 性生活更频繁，25% 更容易达到性高潮。

五、跑步可以使人填充精神能量，获得充沛精力。能够长期坚持锻炼的女性，无一例外地在生活的其他方面也有着健康的习惯，绽放着蓬勃的朝气和满满的正能量。由于跑步能够调动全身五脏六腑的功能，所以对因脏腑虚弱而导致贫血的患者具有很好的调理作用。

六、跑步可以使女性保持良好的体形。慢跑堪称"有氧运动之王"，几乎能比其他任何运动燃烧更多的热量。持续性跑步同时可以增加肌肉的含量。坚持锻炼的女性在 55 岁后，与 30 多年中运动不积极的人相比，脂肪增加量仅是她们的 1/4。

游泳

游泳是一项非常不错的运动。对于身体健康的中老年人来说，在水中游泳，两臂划水同时两腿打水或蹬水，全身肌肉群都参加了活动，可促使全身的肌肉得到良好的锻炼。尤其是与上肢摆动划水有关的胸大肌、三角肌、肱三头肌和上半身的背部肌群，会变得比较发达。同时，游泳是一种周期性运动，划水和打水是紧张和放松相交替的，长时间的锻炼会使肌肉变得柔软而富于弹性。正因为如此，游泳运动员往往拥有丰满而结实的胸脯、富于弹性的肌肉、匀称而又饱满的曲线。总的来说，游泳的优势体现在以下四个方面：

①游泳可增强体质：经常参加游泳的人，由于体温调节功能改善，就不容易伤风感冒，还能提高人体内分泌功能，促进血液循环，从而提高对疾病的抵抗力和免疫力，对贫血也能起到积极的作用。

②游泳可减肥：游泳时身体直接浸泡在水中，水不仅阻力大，而且导热性能也非常好，散热速度快，因而消耗热量多。在水中运动，会使许多想减肥的人取得事半功倍的效果。所以，游泳是保持身材最有效的运动之一。

③游泳可加强肺功能：呼吸主要靠肺，肺功能的强弱由呼吸肌功能的强弱来决定，运动是改善和提高肺活量的有效手段之一。游泳促使人呼吸肌发达、胸围增大、肺活量增加，而且吸气时肺泡开放更多，换气顺畅，对健康极为有利。

④游泳可养颜：人在游泳时，水对肌肤、汗腺、脂肪腺的冲刷起到了很好的按摩作用，促进了血液循环，使皮肤光滑有弹性。此外，在水中运动时，大大减少了汗液中盐分对皮肤的刺激。

骑自行车

随着地铁的普及以及大家环保意识的加强，现在很多上班族都选择骑自行车和乘坐地铁相配合的方式上下班，这样不仅节省了上下班途中的开支，而且对自身健康也非常有帮助。

骑自行车相比较竞走和跑步，对身体的负担很轻。竞走会在瞬间给身体带来超过体重近 1.2 倍的着地冲击力，而跑步则是近 3 倍的冲击力。自行车由于脚踩踏板离开地面，因此带来的着地冲击力比体重小，不会增加脚踝、膝盖和腰等关节的多余负担。同时，因为骑自行车很难积攒疲劳，有利于每天坚持。

无论是骑自行车还是在健身房里蹬固定自行车，都是不错的减脂运动。骑自行车每小时消耗热量 480 千卡，与同等强度的跑步消耗的热量差不多。因此，骑自行车减肥快，而且对双脚的冲击力小。

骑自行车不但可以减肥，而且还可使身材匀称。由于骑自行车运动是需要大量氧气的运动，所以还可以强化心脏功能，同时还能防止高血压，有时比药物更有效。踩自行车可使得血液循环加速，大脑摄入更多的氧气，再加上吸入大量新鲜空气，机体的吐故纳新功能增强，人会觉得脑筋更清楚，气血运行和生成更加畅通。骑在车上，你会感觉十分自由且畅快无比。它不再只是一种代步工具，更是愉悦心灵的方式。

骑自行车注意事项：

①骑车时上体稍前倾，头不要过多前探，腰部稍弯曲，两肩放松，两臂伸直，不驼背，不塌腰，蹬车时腿要直。

②车座要柔软且高度适中，这样才能最大限度地减轻臀部所受的压力。

③在人群较密集的地方，速度不可太快，以防止碰撞跌倒。

④骑车前要检查车况，如刹车、车铃、轮胎等，防止运动中的意外。

跳舞

舞蹈是在音乐的伴奏下，通过人体各关节有节奏的变化而塑造出不同难度的形体动作和造型，表现出不同的情感和技艺，达到自娱自乐和增强体质的一项运动。

跳舞时，人处于运动状态，心肌收缩力加快，心输出量增加，血流加快，呼吸也加深加快，对呼吸系统是个很好的锻炼，能够促进血液循环，提高机体的新陈代谢，加快机体的生血、造血。轻快的音乐、欢乐的情绪，能松弛神经、肌肉的紧张度，使血液循环得到改善。广场舞、扭秧歌这类舞蹈以腰部的扭摆为轴心，带动上下肢的关节、肌肉群有规则、有节奏地运动，既锻炼了机体组织，又能有效地防治骨质疏松、骨关节炎与肌肉萎缩等病症，还能增强内脏器官的功能，对提高生命活力、改善气血不足具有极佳的效果。而交谊舞的运动效果则与步行的效果差不多。有人为此进行过专门的测试，结果表明，跳1小时的华尔兹（中速）相当于步行2千米。可见，跳舞的确有利于增强体质。

跳舞对参加者的身心也很有好处。首先，舞蹈有较强的趣味性。舞蹈的连贯动作节奏很快，一整套动作连贯而流畅，整齐而有韵律感，对乐感、灵巧度的锻炼很有帮助。而它的趣味性容易让人集中和专注，忽略掉运动疲劳。其次，舞蹈能培养气质，能较好地改善练习者的协调能力。舞蹈是一种极具表现力的运动，通过舞蹈课程，练习者在表现自己的同时培养了自信和气质。最后，舞蹈让人心情愉悦，舞蹈教练们都把舞蹈称为"带着笑容去训练的项目"。跳舞时，练习者更关注的是心情是否愉快和舒畅、动作是否奔放和潇洒。因此，在心理放松上，舞蹈起着非常大的作用，这也是中老年人喜欢舞蹈的一个很重要的原因。

跳舞的形式比较多，交谊舞是人们在日常生活中开展得比较多的舞蹈形式，而最近比较火的广场舞和街头扭秧歌活动也颇受中老年人的青睐。

3. 气功是中老年人防病首选

气功是练功者通过发挥主观能动作用，对身心进行自我锻炼的一种医疗保健活动。气功作为一种独特的锻炼方法，具有强身健体、延年益寿的作用，正如谢觉哉所说："气功疗法人人可行，不花钱，不费事，可以祛病，可以强身，可以全生，可以延年。"故此，近年来，气功引起了海内外中老年朋友的广泛重视与兴趣，参加练功者越来越多。

气功有静功和动功之别，静功有香功、智能功等，以外静的形式出现，达到内动的锻炼目的；动功有五禽戏、八段锦之类，通过身心的同时运动修复元气，动中求静。无论哪一种气功，从练功的主要手段分，可归纳为调身、调心、调息三项。调身就是摆好姿势，放松身体，力求自然，这是练功的第一步；调心就是入静，即调整精神状态，意念集中，这是气功最基本的功夫，也是决定气功疗效的重要因素；调息即调整呼吸，使呼吸柔和、细缓、均匀、深长，调息是为了调心，是练好气功的关键。

太极内功

太极内功适用于老年强身健体及各种慢性疾病，如老年性慢性支气管炎、高血压、贫血、性功能减退等。

功法

①**姿势：**可有静练式、动练式、活练式三种。静练式又分卧式、靠式、坐式、站式四种，动练式又分单练式和带功练拳。

②**呼吸：**初期采用自然呼吸，渐达缓慢、均匀、细长，并由胸式呼吸渐为腹式呼吸；也可采用导引运气法，即在练功开始，口对会阴做细长吐气，随吐气身

体慢慢下降，降到两腿发酸为度，此时用意引导气，由脚心经小腿、膝关节、大腿、会阴达命门，呼吸时再由命门经会阴降至大腿、膝关节、小腿直达脚心，如此周而复始，使气运行。

③意守：意守部位分为涌泉、命门、关元三个穴位。

意守涌泉： 练功开始，呼气时以意领气，从会阴慢慢降到大腿、膝关节、小腿、涌泉。

意守命门： 练功开始，以意领气，从涌泉开始，配合呼吸，经小腿、膝关节、大腿到会阴合而为一，上达后丹田命门部位，稍停顿后，以意领气下降到涌泉，周而复始。

意守关元： 关元即指前丹田部位，配合呼气，由丹田把气吐出，呼气时把气引向丹田，使小腹充实。

练功注意事项

①选择个人乐意接受的姿势，一般常用静练式。

②呼吸应注意规律性，不能断断续续、时快时慢。

③意守时要坚决排除思想杂念，注意力高度集中于意守部位。

④注意环境安静，防止外来干扰。

静坐功

静坐功通过调心、调息、调力来调整机体功能，具有祛病强身的效果，适用于体质较弱或患有各种慢性疾病的老人练习，尤其对神经衰弱、高血压、冠心病及消化道疾病疗效明显。

功法

①双腿盘膝平坐在床榻，左右手掌重叠，两拇指相对，手背向下，贴于丹田处。

②脊背自然直立，双目微闭，下颌微微内收，舌抵上腭，意守丹田。

③调息 6 次，然后改为自然呼吸。经过一段时间的锻炼之后，呼吸可改为深、细、长，呼吸次数可酌情减少。

④慢慢睁开双眼，双手掌对搓数下，上下干洗面部 3～6 次，即可结束。

练功注意事项

①开始练功时，双腿可单盘，待适应后，改为双盘。

②手掌重叠，男左手在下，女右手在下。

③每次静坐时间不少于 30 分钟。

内养功

本功法可治疗多种老年疾病，尤其对消化系统疾病疗效卓著，如溃疡病、胃下垂、慢性胃炎、慢性肠炎、慢性肝炎等；对其他病症，如肺结核、高血压、神经衰弱、头痛、腰痛等也有一定的治疗作用，或可减轻症状。

功法

①松弛：即精神和肉体均要保持松弛状态。身体松弛是指练功前饮 2 ~ 3 口开水，排出大小便，脱帽宽衣，摘除眼镜、手表等，有意识地使全身肌肉完全松弛，整个身体呈现松静状态。精神松弛是指在全身松弛以后，精神放松，意识专一，思想集中，开始练功。

②姿势：有卧式和坐式两种。

卧式：左右侧卧均可，头略向前低，平稳地枕于枕上，上面的上肢自然伸在身体上侧，手掌心向上，放于髋关节部，下面的上肢屈肘，手自然伸开，掌心向下，放在距头约 2 寸处的枕上。腰部略向前屈，下面的腿自然伸出，略弯曲，上面的腿弯曲约 120°，放于下面的腿上。

坐式：身体端正，稳坐凳上，两腿自然分开，与肩等宽，两膝关节弯曲成90°，两小腿平行而垂直于地面，两脚踩地。两手掌面向下，自然平放在两大腿上 1/3 处，两肘关节自然弯曲，放松。

③呼吸法：这是内养功的主要内容，关键是练腹式呼吸，即吸气时腹渐鼓起，呼气时腹渐回收。

练功注意事项

①精神轻松，心情愉快，呼吸平稳，排除一切烦恼。

②选择安静的房间，室内设置简朴，避免一切噪音。

③练功前解完大小便。

④松衣解带，使血流通畅，两目轻闭，若眼睛疲劳，闭眼亦可。

⑤姿势自然，不要挺胸耸肩，不要刻意用力，以全身舒适为度。

放松功

放松功适用于健康人和一般慢性病，如高血压、肠胃病、青光眼、哮喘、神经衰弱、记忆力减退患者。

放松功又称三线放松法，即将身体分成两侧、前面和后面三条线，自上而下依次放松。

功法

第一条线（两侧）： 头部两侧→颈两侧→肩部→两肩上→肘关节→前臂→腕关节→两手→十根手指。

第二条线（前面）： 面部→颈部→胸部→腹部→两大腿前面→膝关节→小腿→两脚→两脚趾。

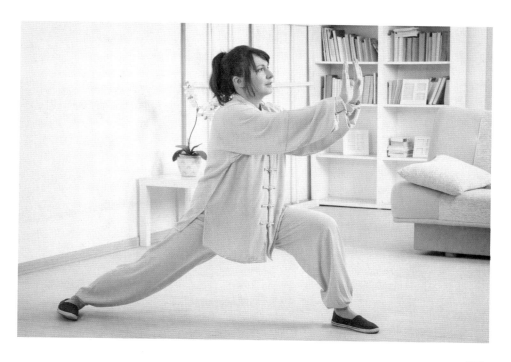

第三条线（后面）： 后脑部→后颈部→背部→腰部→两大腿后面→两膝窝→两小腿→两脚→两脚底。

先注意一个部位，然后默念"松"，接着注意下一个部位，再默念"松"。从第一条线开始，放"松"完后，接着第二条线、第三条线。每放松完一条线后，在该线的止息点轻轻意守一会儿。第一条线的止息点是中指，第二条线的止息点是大脚趾，第三条线的止息点是前脚心。

当三条线都放松完后，即一个循环，再把注意力集中在脐部，只想脐部，保持安静状态。一般要练二三个循环，安静片刻，然后收功。

练功注意事项

①思想集中，情绪安定，松衣解带。

②练功场所宜空气新鲜，环境安静，无人为干扰。

③练功时间以清晨为好，每天可练 2 或 3 次，每次 15 ～ 30 分钟。

④一般采用自然呼吸，可在吸气时注意部位，呼气时默念"松"。

⑤意守部位一般应用脐中，但也可根据具体情况选择涌泉、足三里、命门等。

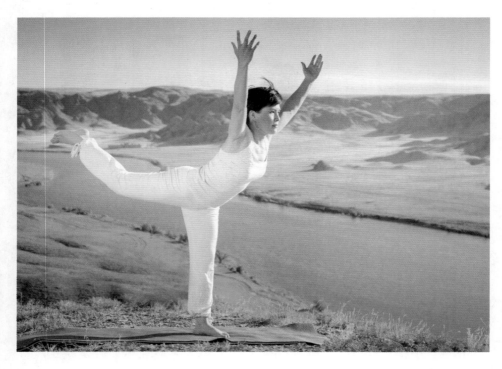

强壮功

本功法有强壮身体的功效，适应于体质虚弱、肝肾不足诸症。此外，神经衰弱、四肢麻木、心悸失眠者也可经常练习。

功法

①姿势：有坐式、卧式、站式和自由式四种。

坐式：分为单盘膝、双盘膝、自然盘膝。单盘膝即右小腿放在左小腿上面，或是左小腿放在右小腿上面盘坐着；双盘膝即右小腿放在左大腿上面，再把左小腿搬起来，搁在右大腿上面，两个脚底板都朝上，放在两侧大腿上；自然盘膝即两腿自然盘坐着，两腿交叉成八字形，两脚置两大腿下。

练功时臀部稍向后面，勿挺胸，两手放在小肚子前面，一只手的指头放在另一只手的手心上面，大拇指压在另一只手的大拇指上面。

卧式：除呼吸法外，其他做法和内养功完全相同。

站式：自然站立，头正直，两腿分开（宽与肩齐）微屈，两手微屈放于小腹前面，或放于胸前（如抱球状），臀部弯着，两手距离 1 寸远。

②呼吸法：有九次呼吸法和丹田注气法。

九次呼吸法：设想自身有三根脉管，中空。中脉管上起自印堂（两眉之间），经脑门（即前额）贯到脊背，下通会阴；右脉靠近中脉右边，上起自右鼻孔；左脉靠近中脉左边，上起自左鼻孔，都是从鼻孔经脑门过脊背内面。中脉粗细如芦秆，右脉红色，左脉白色。如此按照以上位置、形状想清楚后，用左手无名指掩左鼻处，以右鼻孔吸气，由右脉管至脑门向后行经背，抵会阴处，然后让右脉管吸满的气进入左脉管内，徐徐上升，经背向脑门，由左鼻孔徐徐呼出，呼气时放开掩鼻的左指，如此做 3 次。

再按照上法用右手无名指掩右鼻孔，以左鼻孔吸气，由脑门至背，抵会阴，转至右脉上升，最后放开掩鼻的右指，使气徐徐由右鼻孔呼出，也照样做 3 次。

再用两鼻孔同时吸气，吸气后，左右两无名指同时掩住左右两鼻孔，从左右两鼻孔吸进的气，分别循左右两脉管至脑门向后行经背，抵会阴处，左右两脉管的气汇合在一起，贯入中脉管内，徐徐上升，经背向脑门，由左右两鼻孔将气呼出，呼气时放开掩鼻的手指，如此做3次。

在吸气时，可想象从鼻孔将天空中所含的健康、长寿、快乐的精华吸入自身；呼气时，可想象把自身所有的病、烦恼尽量从鼻孔排除干净。呼吸完毕，可想象自身洁净、明澈、健康、长寿、快乐的精华已充满全身。

丹田注气法：感觉头顶五寸处有一月亮，似乎具有光明、圆满、洁净、清凉四特征，月亮慢慢化为五色光彩和甘露，贯入顶门中脉，一直降到海底（会阴穴），后分向两腿至脚心止。这时觉得甘露所到之处，一切疾病、烦恼都从全身毛孔排除干净，身心非常舒畅。

想象甘露从足心上升至丹田停住，这时顶上的甘露也同时下降到丹田，上下两股气都在丹田汇合，如上下两个瓶口将上下气吸入瓶后，封闭上下二口，使气不外泄。这时，闭口不出气，愈久愈好，至忍不住要出气时，只徐徐从鼻孔出，不要出净，稍留余气在丹田。最后，把余气贯入脉中，余气在中脉慢慢消失，不要外散。

练功注意事项

①排除杂念，放松身体，将注意力集中于呼吸。

②选择空气新鲜的地点，保持环境安静。

③想象自身通体透明，中脉红润如脂肪精，明澈如麻油灯，柔软如莲花瓣，通直如芭蕉干。

④练功后闭目休息片刻。

回春功

此功能够归顺脏腑，畅通气血，培元回春。勤练此功，可改善性激素的分泌，有助于性功能的恢复和提高；还可改善消化功能，可防治腹泻、腹胀、便秘、痔疮等疾患；对泌尿器官也有明显的保健作用，可预防结石的产生。

功法

①预备势：全身直立，双腿分开，两脚距离与肩同宽，双手自然下垂置于体侧，

全身肌肉放松，目光平视，排除杂念，思想入静。

②**起势：**深呼吸，先吸后呼。吸气时脚跟提起，胸部展开，小腹鼓起；呼气时小腹微收，两膝顺势屈曲，脚跟落地，使肺胃浊气从口排出。鼻吸口呼，连续呼吸16次。

③**全身抖动：**深呼吸后，约停1分钟。全身放松，保持正直，双手仍垂于两体侧，两膝稍屈，然后使整个身体做上下弹性颤动。抖动1～2分钟，约164次。

④**左右转肩：**抖动后两脚同肩宽，平行站立，身体重心放在前脚掌上。双膝微屈，全身放松，嘴自然微微张开，两臂下垂，然后交替转动两肩头。肩头转动方向是：先左肩提起，向前、向上、向后、向下画一圆周。与此同时，右肩由后往下，向前、向上画一圆周。左右两肩交替协调运转共16次。

练功注意事项

①全身抖动时，双乳、全身肌肉、牙关和脏腑器官皆须有震动感方正确。

②转肩时，要用身体带动肩，用肩带动臂，使上体不停扭动，挤压体内浊气排出。

③转肩过程中，不必主动呼吸。

④转肩不可用力过大过猛，以柔和舒适为宜，画圆定要圆满，等动作熟练后，逐渐将圆尽力画大为好。

4. 适合中老年人的健身操

夕阳无限好，健身尚不迟。健身操又名保健操，它通过活动人体各部位，促进气血调和，百脉通畅，脏腑功能旺盛，肌肉丰满，关节灵活，精神愉悦，情绪舒畅，从而防止和减缓衰老的进程，减少疾病，帮助人们健康长寿。

健身操属于运动养生的范畴，从古至今，各种健身操难以计数。古人曾通过"五禽戏""舞以宣导"，现代人借助广场舞活跃生活，归根结底，都是在以形体操练获得养生延年。

健身操种类虽多，但无论做哪一种健身操，都应该坚持以下原则，才能收到效果。首先，谐调统一，形神兼练，即在形体运动之时，必须专注意识；其次，适度不疲，循序渐进，要掌握运动量的大小；最后，持之以恒，坚持不懈，不能三天打鱼，两天晒网。

踩滚木棍法

此法可促进下肢血液循环，对下肢肌力减退、肌肉萎缩有明显疗效。

操练方法

①端坐于靠背椅、方凳或沙发上，双手心向下，轻松自如地放在左右大腿的中部，用一脚或双脚踩在木棍上。

②双足踩滚木棍，前后来回滚动，也可用单足进行。先向前踩滚至足跟处，再往回踩至足趾，如此反复前后踩滚。单足踩滚时，左右足交替进行。

注意事项

①先预备好一根长 40 ~ 45 厘米、直径 8 ~ 10 厘米的光滑圆木，其表面最好车控深约 0.5 毫米的直沟数条，以利于刺激涌泉穴。

②每分钟踩滚 40 ～ 60 次为宜，以锻炼后感到全身轻松愉快、不疲倦为度。

活肩操

本操可以活动肩关节，防病强身，对肩关节周围炎疗效极为显著。

操练方法

①两臂抬起向两侧平伸，手心向上。

②两小臂向上弯曲，双手五指捏拢，分别默扣于左右肩部。

③以两肩为轴心，两肘同时由前向下、向后、向上，再向前做回环动作。先做小回环 30 次，再做中回环 30 次，最后做大回环 30 次。然后，做中回环 30 次、小回环 30 次。

④按第③动作的相反方向重复一遍。

注意事项

①做大回环时，两肘应尽最大可能向前、向下、向后、向上运动，并要尽力使两肘在前方接触。

②速度不宜过快，全身尽量放松，精力集中于肩部，目视前方，呼吸自然。

呼吸操

此操以静为主，动静相兼，长期坚持不但可以改善肺的呼吸功能，而且对血液循环、消化、神经等系统都有良好的作用，尤其对老年性慢性支气管炎有效。

方法

①翻掌提足：两腿立，与肩等宽，两手掌从腿根部上托，同时足跟提起，两手掌托到下颌，顿时翻掌下压至腿根部，足跟轻轻落地。

②升降膈肌：两腿站立同肩宽，两手放置下颌处，足跟提起，吸气时膈肌提升，呼气时膈肌下降。

③开阔心胸：自然站立，先将左腿迈出，呈弓步，右腿后蹬，两臂分开，前

后弹展两下，再将左腿收回，左右轮转交替进行。

④伸手勾肩：双腿站立与肩同宽，两臂向外，手掌平伸，然后两小臂尽量弯曲，手尖勾到颈根。

⑤弓步推手：自然站立，左腿先迈出呈弓步，两手从腿根部推送出，然后两手呈虚拳回收，反复进行。

⑥扶腰上望：两腿站立同肩宽，双手扶腰挺胸上望，然后再扭头左看右看。

⑦托头转体：两腿站立同肩宽，两手托头部枕骨，配合好呼吸，左右轻轻转体。

⑧两臂平伸：两腿站立同肩宽，双臂平伸，回收屈臂，双手掌按压腿根部，做先吸后呼的收势动作。

注意事项

①大脑入静，全身肌肉放松，随时调整呼吸。

②动作缓慢柔和，轻松自然，不可用力。

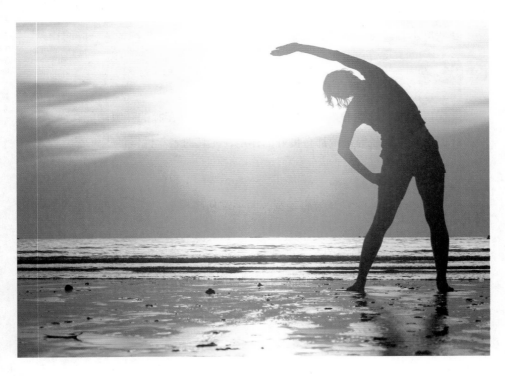

撮提谷道法

此法具有升提阳气、促进肛周血液回流的功能，可预防和治疗脱肛、痔疮、肛裂等疾患。

方法

①在吸气时，意念集中于会阴部，用力上提肛门，连同会阴一同上升。

②肛门紧缩，持续片刻，然后随呼气放松肛门。连续做 36 次，每日 2 次。

注意事项

①此法练习不拘时间，在坐、卧、行中均可进行。

②练习时不能分散精力，否则必须重新开始。

晃海法

此法具有调节大脑神经功能和胃肠功能的特点，尤其对神经衰弱、消化不良、胃肠炎、便秘及慢性肝炎等病症效果最好。

方法

①双腿盘坐于床上（单盘双盘均可），也可端坐于木椅上，臀部只坐 1/3。

②双手掌分别置于膝盖上，二目微闭，舌抵上腭。

③以腰部为轴，先自右向左慢慢旋转，旋转时腰部尽量弯曲，上身前俯，共 36 次，然后再自左向右旋转 36 次。每旋转一次 20 秒左右，全部做完大约 30 分钟。

注意事项

①此法可在睡前进行，晃海时意念只默记旋转次数。

②操练时应全身放松，呈自然状态，不要刻意紧张。

爬行法

此法可促进周身血液循环，增强内脏器官功能，纠正脊柱歪斜，增强肢体耐受能力等，适应于腰肌劳损、坐骨神经痛、下肢静脉曲张等病症。此外，对上臂肌肉萎缩、消化不良也有一定疗效。

方法

①四肢着地，模仿动物爬行的姿势，在草地上、地板上爬行，路线可分为直线向前爬和后退爬，也可转圈爬行。

②速度由慢变快，爬行时间由短变长，但也要因人而异，一般每日1次，早晚均可，每次10～15分钟。

注意事项

①操练场地应洁净无水，地面必须平坦。

②高血压、冠心病及脑动脉硬化病人不宜进行此法。

织布法

织布法具有按摩内脏、调理胃肠功能的作用，可防治消化系统疾病和心血管系统疾病。凡患消化道溃疡、冠心病、高血压、动脉粥样硬化等疾病者，都可操练此法。

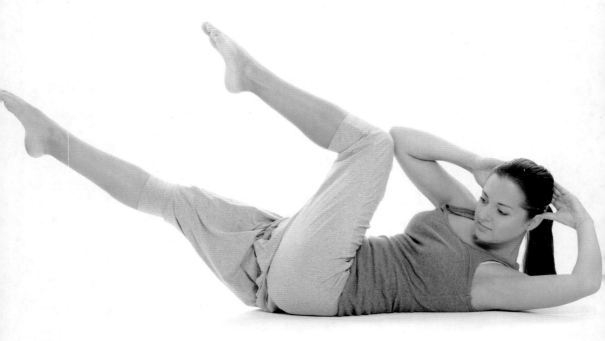

方法

①在床上取坐式，两腿伸直并拢，足尖朝上，双手掌心朝脚尖方向，双臂伸直，向脚部做推的动作。

②在推的同时，上身前俯，向外呼气，推尽手掌后稍停，手掌返回时吸气。连续往返 36 次，每日做 2 次。

注意事项

①如练气功，在练织布法时，应排除杂念，专心致志，意念集中在掌心。

②织布动作必须连续 36 次，少于此数效果不显。

叩齿咽津法

叩齿可使牙齿坚固，咽津能促进唾液分泌，故叩齿咽津能预防牙病，帮助消化，对牙龈炎、龋齿、消化不良等病有一定的治疗作用。正如古人所云："清晨叩齿三十六，到老牙齿不会落。"

操练法

①叩齿：每天清晨，心静神定，口轻闭，先叩臼齿 36 下，次叩门齿 36 下，再叩犬齿各 36 下，然后用舌舔牙周 3 ~ 5 圈。

②咽津：即咽下唾液。先用舌舔上腭或牙齿周围及唇内，同时两腮作漱口状，待唾液满口时再咽下，并以意念送入丹田，即想象咽下的唾液直接进入了小腹的丹田之中。

注意事项

①叩齿咽津常配合进行练习，但也可单独进行。

②口腔糜烂、牙龈脓肿时可暂停操练，待病愈后再继续练习。

凳操

本操可锻炼全身肌肉，促进身体灵活，适应于肌肉萎缩、腰肌劳损、关节炎、肥胖症及神经衰弱等病症。

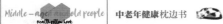

方法

①双手持凳，两臂伸直上举，臂微弯曲时深吸一口气，然后缓缓放下，把气呼出。

②右手持凳，两臂同时向两侧平伸，然后两臂向胸前并拢，再改换为左手持凳，动作同上。伸臂时吸气，并拢时呼气。

③双手持凳，使凳面贴于后背，屈臂，使凳面尽量上移，同时吸气，然后两臂放松，使凳面落至原来位置，同时呼气，两目保持平视。

④双手持凳腿，屈臂成直角，将凳上抬和落下，同时向左和向右倾斜。

⑤坐在凳上，双脚抵住固定物体下面，双手叉腰或放在脑后，后仰时吸气，缓慢坐起时呼气，锻炼一段时间后，后仰时可练习同时向左或向右转体。

⑥坐在凳上，双脚分开与肩齐，上体先向右倾斜，右手触地，左臂弯曲，左手顺身体滑动至腋窝。然后，改换向左倾斜，动作同上。倾斜时呼气，挺直时吸气。

⑦右手握住凳腿下端，用力上抬，使四只凳腿同时离地。然后，再换左手做同样动作。

⑧坐在凳上，两臂支撑身体离开凳面，保持 5 ~ 6 秒钟，然后放下。

⑨俯卧撑于地面，双脚改放在凳面上，两臂弯曲时吸气，伸下时呼气。

⑩仰卧于地面，用单手握凳腿将凳举起，平稳后，将凳上举和放下。然后，改换另一手做同样动作，上举时吸气，放下时呼气。

⑪仰卧于地面，将凳放在双脚右侧，两腿伸直抬起，从凳上方向右越过并放下。然后再向相反方向做同样动作。抬腿时呼气，放下时吸气。

⑫仰卧于地面，先将凳置于头前部，凳腿朝内，两臂伸直，用双手握住两只凳腿，高举，同时呼气，然后缓慢放下，同时吸气。

⑬将左脚放在凳上，转移身体重量至左腿，慢慢将腿伸直立于凳上，同时吸气，平稳下蹲，复原时呼气，再换另一条腿做同样动作。

⑭一手扶凳，另一手前平伸，同时一腿伸手，另一腿下蹲。开始时可先将部分体重放在扶凳的手上，以后，扶凳的手只起保持身体平衡作用，不着力。下蹲时呼气，起立时吸气。

注意事项

①力求姿势正确，呼吸配合得当。

②每节动作均应重复 10 ~ 15 次，随着锻炼的深入，可将个别操节或整套凳操的运动量加大 1 ~ 2 倍。

退步走法

退步走运动可使腰背部肌肉有规律地收缩和松弛，有利于腰部血液循环的改善，提高腰部组织的新陈代谢，适用于老年姿势性驼背、腰肌劳损等症，对脊柱关节及四肢关节均有益处。

方法

①立正、挺胸、抬头，两目向前平视，双手叉腰，拇指向后按腰部的肾俞穴，其余四指向前。

②退步走时，左脚开始，左大腿尽量向后抬，然后向后迈出，身体重心后移，以左前脚掌着地，随后全脚着地，这时，将重心移至左脚，再换右脚。

③按左脚后退法进行右脚后退，左右交叉进行。

注意事项

①宜在场地平坦、周围无障碍物的草坪上进行。

②患有肿瘤、结核的病人不宜采用此法锻炼。

③老人一般每天锻炼 1 或 2 次，每次 20 ~ 25 分钟，如身体虚弱者，可相应减少时间。

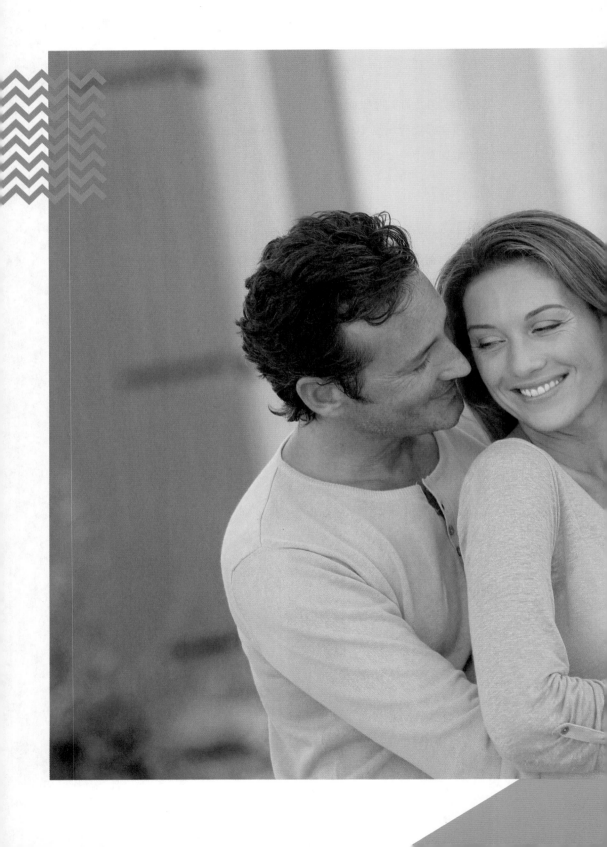

PART
05

"性"福甜蜜，有益健康

Middle-aged and old people
health pillow book
中老年健康枕边书

1. 中老年性生理及调适

中老年性衰老

皮肤弹性丧失、感觉变异

中老年人的皮层变薄、弹性变弱、体脂减少、皱纹增多。此外，中老年人的皮肤感觉也发生改变，变得迟钝起来。因此，中老年人在性生活前后不要过分洗澡，并注意保护皮肤，预防皮肤的干裂和脱屑。也有的中老年人对触觉特别敏感，不愿意像过去那样接受过多的爱抚。

体脂减少

中老年人的体脂减少，使中老年人更易畏寒。机体对寒冷和炎热的调节能力减弱，所以中老年人在性生活中要注意室温的调节，冬天避免受寒，夏天避免炎热造成大汗虚脱。

肌肉萎缩

由于肌肉萎缩，肌肉收缩力下降，灵活性及耐久力降低，这就需要通过适当的活动保持肌力。由于中老年人肌力差，身体又不那么灵活，因此性生活中也要注意动作不要过猛过大，以免造成背痛、肌肉酸痛，甚至不必要的肌肉损伤，并注意选择更为省力的体位（如侧位）。

反射迟钝

神经传导速度减慢使中老年人的整体反射变得迟钝，因此，在性生活中要注意这种生理改变。中老年人应认识到性兴奋过程可能是缓慢的，要有耐心，不能急于求成，因为这是生理变化造成的后果，是不能只凭主观意愿就能纠正的。做

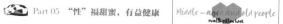

丈夫的一定要等待妻子充分兴奋，阴道充分湿润后再进行性交；做妻子的也不要因为丈夫勃起较慢而心烦意乱，应耐心地帮助丈夫兴奋起来。

脑血流量减少

衰老过程中脑血流量的减少可使全身功能状况下降。因此，在性交过程中应避免体位性低血压造成的眩晕或昏厥，起身不要太突然，并避免颈部过度的弯曲或伸展。

女性更年期

女性更年期综合征是指女性在绝经期或绝经之后，因卵巢功能逐渐衰退或丧失，以致雌性激素水平下降所引起的以植物神经功能紊乱代谢障碍为主的一系列症候群。女性更年期综合征多发生于45～55岁之间，一般在绝经过渡期月经紊乱时，这些症状便已经开始出现，可持续至绝经后2～3年，仅少数人到绝经5～10年后症状才能减轻或消失。

由于更年期是性激素在体内发生明显改变的阶段，因此有些人一下子不能适应这种变化，会出现下列不适症状：月经周期紊乱，忽来忽隐、经量不一，并逐渐减少；情绪急躁，易激动、心慌意乱，思想不集中，喜怒无常；面部潮红，经

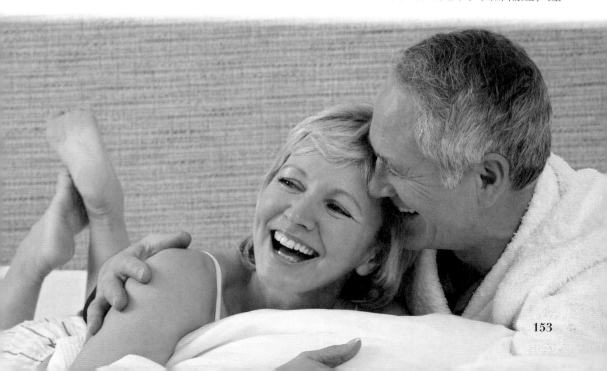

Middle-aged and old people
health pillow book
中老年健康枕边书

常出汗、头痛、心悸；血压升高，关节酸痛，体形发胖等。

更年期是每个女性必然要经历的一个阶段，但每人所表现的症状轻重不等，时间长度也不一样。轻的可以安然无恙，重的会影响工作和生活，甚至发展成为更年期疾病。短的有几个月，长的可延续几年。更年期综合征虽然表现为许多症状，但它的本质却是女性在一生中必然要经历的一个内分泌变化的过程。

女性绝经后，身体的发病率比过去高出好几倍，而且这一时期女性由于激素水平急剧下降而引发的抑郁症和焦虑症占相当大的比例。因此，更年期女性更应给自己更多的关爱，积极主动地去了解更年期的一些常识，做好心理准备，乐观坦然、顺利地度过更年期。

女性更年期心理的异常表现

一些对更年期常识了解不多的女性，往往把月经的停止看作是生命快要结束的征兆，对发生在自己身上的一系列更年期症状，常会胡思乱想，产生悲观、忧郁、烦躁不安等情绪。情绪及心理状态的不良会加重更年期症状，而这些症状又反过来影响情绪和心理状态，造成恶性循环。医学心理学家研究指出，女性更年期的这些异常表现主要是脑垂体与卵巢间内分泌失调及神经系统出现紊乱引起的。常见的更年期女性心理异常的表现有：

①**焦虑心理反应**。这是最为常见的一种情绪反应。更年期综合征的出现，使

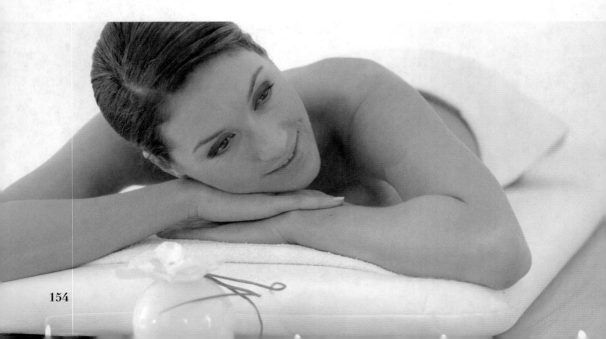

一些女性顾虑重重，常对外界的一点点刺激产生很大的情绪波动和紧张，精神难以集中。

②**悲观的心理反应。**一些女性对发生在自己身上的一些更年期症状，出现悲观的想法，情绪消沉，容易激动、烦恼。一些人疑病疑癌，担心自己已经衰老，生命似乎走到终点，好日子过完了，失落感特别明显。这些人常喜欢回忆过去一段岁月中不愉快的事件（灰色回忆），经常以泪洗面，思绪零乱。

③**个性与行为的改变。**一些女性的某些更年期症状比较明显，这些症状影响并改变了她们的个性，并使她们出现感情的不稳定。其表现为多疑、唠叨、自私、急躁，不近人情，无端的心烦意乱，有时过度兴奋，有时则伤感、绝望，常有孤独及抑郁感，看问题及处理问题常很极端，造成人际关系的紧张；在性欲上可有减退，性功能也会有所失调。

④**敏感多疑。**有的女性不但对自身的一些变化特别敏感，整日忧心忡忡，郁郁寡欢，而且对其他的事和人也特别敏感，经常无端猜疑，感知觉过敏，见风就是雨，格外关注小道消息和闲言碎语，经常喜欢凭主观臆断把他人的言语和行为盲目地联系在一起等，不但影响了人际关系，还影响了自己的心理健康。

⑤**性心理异常。**步入更年期的女性，由于受传统观念和社会旧俗的影响，羞于谈性。还有些对性知识和更年期常识不甚了解，误认为更年期的到来就意味着性生活的结束，表现出对性生活的冷淡和厌烦的性心理异常。

⑥**更年期精神病。**更年期精神病是更年期女性心理异常的极端表现，主要表现为紧张、焦虑、抑郁，并伴有失眠、嫉妒、幻觉、疑病等症状。

⑦**对外界事物失去兴趣。** 每天上下班两点一线式的生活方式，让更年期女性对社会上的一些活动失去兴趣，又不想建立新的兴趣。有的人总提不起精神去充分发挥自己的能力，失去以往那种灵活性，自感记忆力下降，刚说过的话一会儿就不记得了，该做的事忘了做，心有余而力不足，工作干劲低下。

每个女性在上述不良心理状态出现的特点上各不一样，有轻有重，因人而异。

更年期综合征产生的原因

①**生理变化。**女性更年期的特征是月经紊乱、从不规则到完全停经，平均年龄在45岁。习惯认为，停经的原因是脑下垂体分泌的性激素减少，使卵巢逐渐萎缩，它所分泌的雌性激素也减少，这时雌激素浓度降低。但到了停经后期，这种状况反馈给脑下垂体，垂体为了维持内分泌的平衡，就又增加了性激素的分泌，从而引起血管舒张与新陈代谢失调，造成女性头痛、晕眩、疲倦、情绪波动、喉部痉挛、失眠、心悸、烦躁不安与性冷淡，以及头部、颈部与上胸涨红、出虚汗，关节疼痛和近似发热等一系列反应。

②**心理矛盾与冲突。**更年期的许多变化，其实并不全是生理原因造成的。许多症状，如女性产生的一些人格上的变化：敌意、忧郁、自责、感情控制力减低，爱、恨、嫉妒等感情比以前强烈，出现神经质的情绪反常等，也在这个时候达到高峰。这些并不是停经造成的，可能是巧合，也有更深层次的心理原因。

首先是年龄角色引起的心理困扰。多数女性对停经期是有些思想准备的，但对心理上可能出现的变化则准备不足。首要的是无法接受准备变老的事实。情绪变化最大的女性，往往是把自己的青春偶像化了的人，固守女性的魅力是青春美

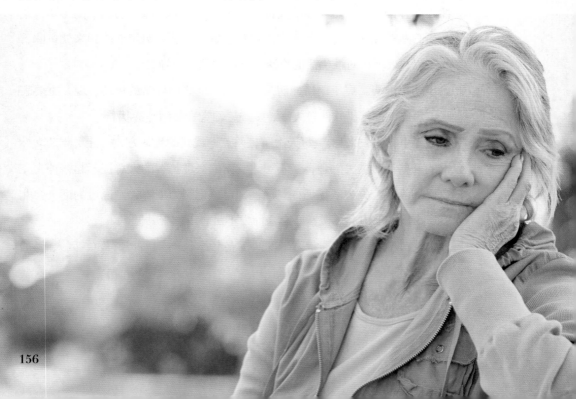

貌的观念，所以她们不愿意接受成为中老年人的事实，并公开加以反抗，或者用化妆、服饰来掩饰自己。一旦这些不能奏效，她们就会带着许多遗憾进入中老年期，变得忧虑、激动、懊悔、痛苦和悲观。更严重的也是适应力最差、本来就有轻微神经质性格的女性，这时期可能变得精神抑郁，怀疑自己有种种疾病，直到最后真的出现各种精神不良症状。

其次是对中老年期人生角色和课题转变的不适应。发现自己已经进入衰退期后，女性觉得青春易逝、人生短促，进而感到前途渺茫。由于子女长大，有了自己的家庭和事业，这些母亲面对突然冷清下来的家感到凄凉。过去有干不完的家务，现在家庭出现变化了，空闲也成了难以对付的难题。随着热闹忙碌的家庭忽然变得冷清和空虚，不安情绪也就油然而生。不过，也并不是所有女性在人生角色的转变中都会如此。凡是只会扮演一种社会角色（如母亲），并演得很好、很出色的人，一旦子女离开，就会极度不安。相反，平时能充当多种角色（如朋友、母亲、同学、同事）的人，其可塑性就比较强，适应性也比较好。另外，平时独立性比较强，有自成体系的兴趣圈子的女性，到了更年期仍能开拓自己的兴趣范围，则烦恼忧虑就比较少。

男性更年期

长期以来，只要提到更年期，一般人都会说：这是女人才有的事，而且往往含有贬义。实际上，更年期不是女性的专利，男女两性都要经过从中年过渡到老年的这一阶段，即医学上所称的更年期。这一阶段出现的身体、精神和神经等方面的症状表现，称为更年期综合征。男性更年期综合征是指男子从中年向老年过渡阶段中，出现的烦躁不安、神经过敏、头痛失眠、性欲减退等症状。

现代医学研究发现，男性也有更年期，通常在 48 ～ 60 岁之间发生。男性更年期综合征是指随着年龄增加，性腺发生退行性改变，使雄性激素如睾酮等的功能降低，进而引起一系列生理变化的症候群。这种改变程度因人而异，有的毫无感觉，有的则因为机体的调节能力不平衡和适应能力较差及雄性激素减少，表现出以植物神经功能紊乱为特征的一系列症状。

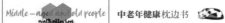
男性更年期综合征的表现

男性更年期综合征由于出现时间的不一致，以及受体质、生活、精神等因素的影响，临床表现复杂多样，归纳起来主要有以下四个方面：

①**精神症状：**主要是性情改变，如情绪低落、忧愁伤感、沉闷欲哭，或精神紧张、神经过敏、喜怒无常，或胡思乱想、捕风捉影、缺乏信任感等。

②**植物神经功能紊乱：**主要是心血管系统症状，如心悸怔忡、心前区不适，或血压波动、头晕耳鸣、烘热汗出；胃肠道症状，如食欲不振、腹脘胀闷、大便时秘时泄；神经衰弱表现，如失眠、少寐多梦、易惊醒、记忆力减退、健忘、反应迟钝等。

③**性功能障碍：**常见性欲减退、阳痿、早泄、精液量少等。

④**体态变化：**全身肌肉开始松弛，皮下脂肪较以前丰富，身体变胖，显出富态。

男性更年期心理变化基本上同于女性，比如忧虑感明显，对各种细微的身体变化及精神刺激较敏感，容易紧张焦虑，也会出现失眠、心悸不安、易发脾气、精神不集中、情绪不稳定、记忆力减退等症状。

中医理论认为，男子更年期肾气逐渐衰减，精血日趋不足，而出现肝阴血亏，形成男子更年期的生理基础。多数男子通过对脏腑的调节，能够顺利渡过这一阶段而进入老年期。部分男子由于体质、疾病、生活习惯、社会环境、精神状况等因素的影响，不能自身调节而出现一系列功能紊乱征候，即更年期综合征。由于更年期是一种生理特点，更年期综合征是各种因素影响这一生理特点而出现的病理现象，不同于睾丸激素低下出现的病理表现。因此，应用雄性激素治疗会带来一系列不良反应，如引起前列腺增生，诱发前列腺癌等。中医通过升阴和阳，调整脏腑功能的偏盛偏衰，能较好地治疗本病。

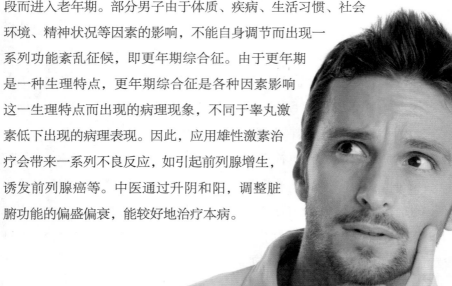

男性更年期如何调适

更年期是人体从成熟走向衰老的过渡时期，它标志着人从中年走向了老年。这是一种生理现象，男性多在 55 ～ 65 岁发生。更年期主要表现为内分泌功能减退或失调，尤其性腺功能变化最为明显。这一变化或轻或重地引起体内一系列平衡失调，从而使人体的神经系统功能与精神活动功能的稳定性减弱，对环境的适应能力也有所下降，因此出现精力不足、记忆力减退、激动易怒、头昏头痛、注意力不集中、焦虑、忧郁、疑心、心悸、易出汗、食欲减退、阳痿等症状。

了解了这一时期的生理基础及病理基础后，就应消除不安定的心理，用乐观开朗、豁然大度来迎接它的到来，使自己顺利度过更年期。

①**保持良好的心态**。精神因素可通过神经、体液的调节，引起生理功能发生变化。因此，要稳定情绪，消除顾虑和疑虑，避免刺激，消除心理上的各种矛盾和可能引起的不愉快因素，放宽胸怀，和乐待人。即使心境不佳将要发怒时，也要努力克制或赶快到户外散散步，或者找知己谈谈心，用精神转移法尽快去除不良的心理状态。

②**要坚持科学的体育锻炼**。室外的体育锻炼可以使大脑皮层运动区兴奋，思维部分受到抑制而得到休息，从而也可免除不良的思虑。比如在工作之余散散步、练练气功、打打太极拳或进行慢长跑，还可以做些垂钓、养花、绘画等比较适合这一年龄层次的男子的活动。

③**要注意休息**。充分的休息可以消除疲劳，使人体各种生理功能及神经系统调节到最佳状态，以预防或减轻更年期的各种症状。在睡前用温水洗泡双足，睡时可全身放松、安静入睡。

④**作为妻子要特别关心和照顾好这一特殊时期的丈夫**。因为你的丈夫此时无论在生理上还是心理上正处于一种更替和过渡阶段，容易出现各种不适或脾气暴躁、忽喜忽怒等不正常表现。那么，对于丈夫的失控或失礼行为，妻子要给予谅解，在生活上给予关心和照顾，在精神上给予安慰和开导。

对于更年期的男性来讲，最重要的是认识到人体本阶段积极因素的价值，保持良好的心境，并用积极的态度去创造幸福、美好的生活。

中老年性生活的好处

　　中老年人过性生活也有很多的好处，有助于提高中老年人的身体素质，而且还可以让人睡得更香，不过也要讲究方法。

　　①性爱让人睡得香。50岁后，无论男女都可能出现睡眠质量下降的问题，而性爱可延长睡眠时间，改善睡眠质量，有助于治疗失眠等睡眠紊乱症。其原因是，性兴奋和性高潮有助于大脑释放更多的催产素，降低应激激素皮质醇水平，并关闭与压力、恐惧和焦虑有关的大脑区域。弗吉尼亚理工大学专家罗杰·艾克奇博士表示，性爱之后，人更容易进入和延长深睡阶段，更好地为身体充电。

　　②帮助发现健康问题和享受愉悦。肯塔基大学性健康促进实验室主任克里斯汀·P.马克博士表示，定期性爱是健康的一面镜子，可以帮助发现很多健康问题。同时，随着年龄的增长，女性明显感到更容易获得性高潮，性高潮质量也大幅提升。专家分析指出，性经验的积累和夫妻不再为身材问题而焦虑，是中老年人更享受性爱的两大关键因素。

　　③让人看起来更年轻。苏格兰皇家爱丁堡医院神经心理学家大卫·威克斯博士以3500名18～102岁的参试者为对象进行了研究，发现与每周性爱2次的人相比，每周性爱至少3次的人看上去年轻10岁。一种可能是，性爱时身体会

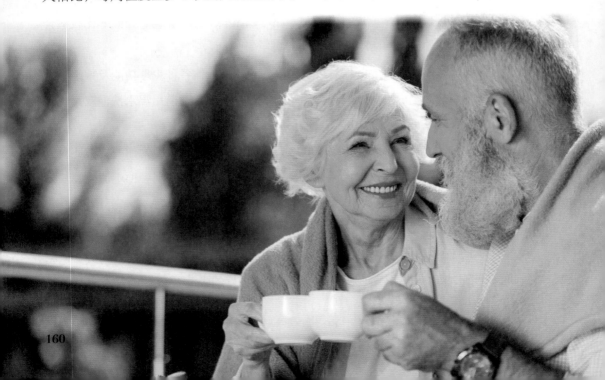

释放多种有益健康的激素；另一种可能是，性爱频度高的人更注重外表和抗衰老，因而更可能经常锻炼和注意健康饮食。

④**降低女性阴道干涩的概率。**"GD"是女性"生殖器干涩"的英文简称。性兴奋会增加阴道血流量，进而改善阴道壁的润滑度和弹性。每周做爱两三次，有助于改善女性阴道干涩问题。

⑤**降低男性患前列腺癌的危险。**《美国医学会杂志》刊登了一篇涉及 2.9 万名参试者的文章，发现在 46 ～ 81 岁的男性中，射精次数最多（21 次／月）的参试者比射精最少（不足 7 次／月）的参试者更少罹患前列腺癌。一种理论认为，不经常射精容易导致前列腺中的致癌物聚集，而经常射精可冲刷掉体内更多的致癌物，降低前列腺癌的罹患风险。

⑥**增进夫妻关系。**2014 年，芝加哥大学全美民意调查中心对年龄在 58 ～ 85 岁之间的 500 对夫妇进行了研究，发现经过 40 年的婚姻生活之后，性生活活跃的夫妇对婚姻的满意度更高。夫妻性爱即使有微不足道的提升（比如从"无性"到"每月性爱 1 次"），也能提高婚姻幸福感。该研究负责人琳达·韦特博士表示，"性爱"并不一定意味着性交，夫妻间表达亲密的行为也能起到同样的作用。

⑦**提升晚年幸福感。**《社会指标研究》杂志刊登了科罗拉多大学社会学副教授蒂姆·沃兹沃思完成的一篇研究文章，发现性爱越多的人，总体幸福感也更高。与过去一年中没有性爱的人相比，每周做爱两三次的参试者幸福感高出 33%。而当人们得知自己的性爱频度高于同龄人的时候，其幸福感还会更高。

无性爱的危害

很多子女们担心老人性爱会伤害身体，其实这种认识是错误的。专家指出，如果老人长期没有性生活很可能给健康带来危害。那么老人无性爱有什么危害呢？

丧失信心

老年人越老，自我价值的感觉也会越缺乏，如果有更好的性生活，那么就会给自己建立更强烈的自信心。因为互动的性生活可以让男女在性交过程中得到释放，也会让头脑保持灵活。而缺乏性生活只会让老年人丧失了自信心。

睡眠质量差

老年人的性生活也是一种付出体力的过程。也就是说，过了性生活的老年人，其身体会处在倦怠期，就更容易入睡。而老年人如果没有性生活的话，会让思想处在一个清醒期，或者不能完全入睡，导致睡眠质量差。

骨骼得不到锻炼

在性交中，因为全身的参与，老年人的身体就如同进行了一场运动一样。但是当缺乏性交行为时，这种运动就会缺失，相对于老年人来讲，全身的骨骼就无法得到锻炼。

心脏功能得不到提升

在愉悦的性交过程中，心脏的跳动速度是平时的2倍。也就是说，在这种情况下，性生活就相当于是在帮助提升心脏功能。但是，如果缺乏了性生活，心功能就得不到这样的提升。

导致皮肤退化

在年轻的时候，性交结束后，人会感觉到自己的身体处在燥热的状态下，这其实是身体皮肤的温度上升，或者是血液循环加速而导致的。这会很好地帮助人体把皮肤里的脏东西，或者是有害的物质给清出来，还能让皮肤里的一些衰老因子清除掉。如果没有了性交过程，自然这些好处也享受不到了。

中老年性生活的调适

降低期望

人到老年，全面的生理衰退导致性敏感区的敏感性降低，引起性兴奋所需要的感觉刺激强度也会增高，导致中老年人性反应速度减慢、强度降低。只有勇敢面对这种转变，并主动按照中老年人的特点和生活规律从事夫妻性活动，才能得到满意的结果。

坚持不断

中老年人的性生活频率和时间需要根据自身健康状况和情趣决定。可每月维持1或2次性生活，或者至少每两个月维持1次性生活。持之以恒很重要，否则"性情绪"和"性兴趣"也会随之逸去。

求医干预

随着年龄的增大，夫妻双方生理上都会发生一些改变，增加了性生活的难度。老年男性多数身体功能趋于衰退，雄激素水平进行性下降，从而导致勃起功能障碍；老年女性也会因雌激素分泌水平降低，导致阴道分泌物减少，使阴道干涩。因此，需要进行必要的医疗干预。

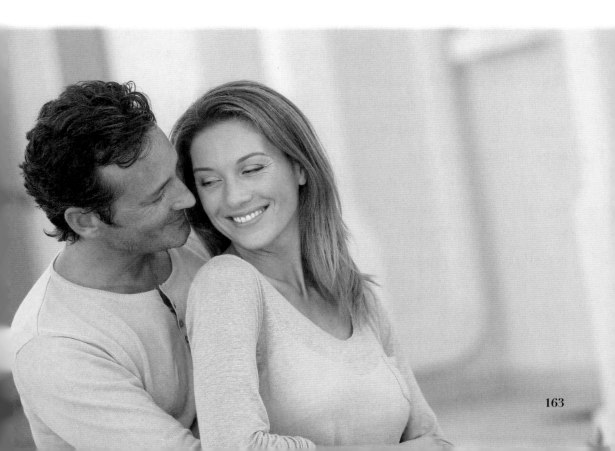

2. 中老年性心理保健

在封建社会，性常被渲染成淫秽的行径，近乎道德沦丧，因而筑起种种教条规范，以防止人们对性问题产生兴趣。在漫长的封建社会历程中，形成了对性的极端压抑态度，在中老年人的性问题上更是如此。然而，临床研究表明，中老年人适当地进行和谐的性生活的确可延长寿命。性生活和谐的中老年人多头发光润，皮肤弹性好，皱纹少，视觉、听觉也很好，心情愉快，寿命明显高于全国平均水平。所以说，老年不能无性事。

中老年人的性心理

衰老总是不可避免的，但中老年人也需要伴侣，需要爱情，直至生命结束。年轻人不应该把性享受作为自己的权利，应该充分理解中老年人的性需求，积极赞同丧偶的中老年人再婚，过好晚年生活。

中老年人更需要陪伴和安慰。人老了，儿女都在忙碌自己的事情，而老人就会倍感孤独，尤其是出现老夫妻某一方先离开人世时。这种孤独感所带来的影响要比经济上的不富裕大得多。

老人的性苦恼还包括老年性生活中出现的一些变化。如老年男性性活动中不能射精，女方会误以为这是由于自己缺乏性激情和性兴趣，缺乏性吸引力及反应性减弱。而女方出现阴道润滑作用减弱时，男方推论是由于自己失去了性吸引力。也有男方要求女方维持年轻时期的性激情，这也是不现实的。

把性交等同于性活动，认为只有性交才能证明自己性能力正常，是中老年人共有的性心理，一旦勃起时间需要延长，性交不能射精，便担心这是自己性功能即将丧失的衰老表现，因而显得悲观失望，这是大可不必的想法。

老年期体质出现阶段性的衰退，性活动如同体力活动一样，不像也不需要像年轻人那样出现爆发力，中老年人可以通过性活动保留自己的个性、自我欣赏以及避免孤独。老年的性活动并不总是表现为性交，夫妻间的拥抱、亲吻、牵手、诉说等，都是感情交流。老年人可以从这些活动中感到自己被需要，也需要别人。

中老年人的性心理特征

不管是男性还是女性，进入更年期以后就会逐渐进入老年期。老年的界限从年龄上如何分，在各个国家和不同时代有不同的标准，一般将 60 岁或 65 岁以上称为老年期。许多学者将年龄分为四种类型。①自然年龄：生命实际度过的年龄。②生理年龄：人体总的健康和各器官功能状况。③心理年龄：人的心理老化程度。④社会年龄：能参加社会工作的年限。随着科学的进步和医疗技术的提高，我国人均寿命已达到 77 岁。要想延年益寿，最主要的是保持中老年人的身心健康，即延长生理和心理年龄。

中老年人的心理状况包括性心理，而性心理由于受到传统意识和社会因素的影响而大受压抑，其特点如下：

①认为自己已经老了，性功能已经退化了，性生活也应该停止了。

②认为子女都有了后代，自己早已没有了生育能力，再有性生活是很可耻和丢人的事。

③认为性生活消耗体力和精力，房事有损健康，应当惜精保命。

中老年人由于在心理上压制性欲，结果造成了性功能的减退，反而不利于身心健康。所以，中老年人应消除心理误区，树立信心，不要把性生活看成是可耻的事情，而应在性生活中做到力所能及，互相探索，寻找最佳的性生活方式，以达到性事添寿的目的。

现代性医学证明，无论是生理上的性能力，还是心理上的性要求，进入老年后都没有丧失，而中老年人性活动事实上也还在进行。所以，不管是中老年人自己，还是为中老年人服务的工作者和青年人，都应当抛弃上述对中老年人性问题的错误观点。

造成中老年人的性心理变化的原因是多元和复杂的，中老年人在了解了自己的性心理的异常之后应该积极做出调试，以消除心理压抑，顺应规律，使性事和谐，延年益寿。

老年不能无性事

据研究，性激素旺盛是延缓衰老的重要条件。人过中年，夫妻适当地进行性生活，有助于防止脑老化，避免生殖器官失用性萎缩。性生活能使女性的皮肤更柔嫩润滑、精神焕发，有助于减轻阴道的干涩不适，降低罹患老年性阴道炎的概率。性爱还能促使机体内 β- 内啡肽的分泌量增多，巨噬细胞和抗干扰素的活力增强，能预防和减少男性前列腺癌、女性乳腺癌的发生。

其实，人越老越需要爱。从生理角度讲，性爱可以扩张动脉血管，促进血液循环，活动筋骨，使肌肉和关节富有弹性。美国心理学家研究发现，中老年人如果长期性压抑，可使身体免疫功能降低，造成某些病态，出现焦虑、紧张、抑郁等症状。有临床医生发现，一位老年人两年前因老伴去世而患上心因性神经官能症，精神萎靡，不想再活下去。医生用各种方法治疗无效。两年后见他已容光焕发、百症皆除，原因是他有了新的老伴。性爱使他在精神上得到了满足，起到了药物起不到的心理治疗作用。

国内外学者公认，单身者比婚配者、丧偶者比白头偕老者、离婚者比不离婚者死亡率高，而男性比女性尤为明显。调查表明：一些恩爱的老年夫妻，性生活保持到 70 ~ 80 岁，个别男性到 90 岁以上，尚有精子生存。

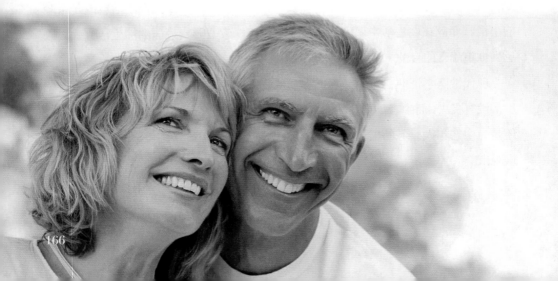

中老年人别压抑性欲

进入老年期，中老年人的性功能有了明显退化，但一些中老年人的性欲和性兴趣依然很强烈。但由于对性的错误认识，一些中老年人刻意压抑自己的性需求。您或许不知道，刻意压抑性欲会有下列危害：

第一，性要求长期受到压抑而得不到满足，久而久之易致性条件反射消退，进而出现性欲减退、阳痿等症。

第二，由于性欲受到压抑，精液不能排泄，会在某些组织中造成瘀积、充血，导致前列腺、精囊无的菌性炎症，表现为腰酸背痛、会阴不适、阴囊及附睾胀痛、尿道刺激等症状。

第三，性要求得不到满足的男性，容易出现不同程度的悲观、失望和抑郁情绪，如脾气暴躁，对周围的环境不满意，甚至失去生活的信心，责骂老伴等。有些性格外向、擅长交际的男子，就可能借机另寻新。此外，过分的性压抑会导致一些人在某种情况下失去理智而犯罪。

近年，国内外在老年的性问题研究上取得了一定进展，中老年人规律的性生活有益于身心健康，可以延年益寿的理论，越来越为人们所接受。但由于中老年人在性能力方面存在个体差异，如果过于夸大性生活对老年身心健康的作用，使得性生活过于频繁，失于节制，也会造成负效应。总之，中老年人的性生活太过与不及，皆对身心健康无益，一切应以适度为准则。

做性福老人

老年夫妇行房事，要有一定的科学的方法，这样才能使得双方都满足，也有利于中老年人的身心健康。

随着年龄的增长和中老年人机体的衰老，中老年人的性欲逐渐减弱，这是规律。而在现实生活中，个体在性生活的要求上存在差异，这种差异是由中老年人不同的身体状况、心理状态和对性的欲望的强烈与否决定的。因此，老年夫妇行房事，要有一定的科学方法，这样才能使得双方都满足，也有利于中老年人的身心健康。

首先，顺其自然，也就是说不能强求。因为性交双方的身体状况存在差异，任何性交的具体动作也因人而异，一定要顺其自然，不可强求。

其次，不可急于求成。一般来说，男性阴茎的勃起要比女性的反应快，而老年男性变慢的勃起速度，更适合女性较慢的反应，也就更容易达到性交的和谐，因此，不必急于求成。

再次，不可有意停止。中途停止会对彼此双方都造成不利的影响，使得双方感到失望和烦恼，甚至是痛苦。

最后，要专心致志。老年夫妇在行房事时，一定要把心思集中到心理和情感上，而不是具体的动作上，这样才能取得性事的和谐。

心理学家调查显示：许多老年女性在行房事时会感到很压抑，这样就会对性事的和谐产生不利的影响。老年女性之所以会有对性的压抑感，与她们的心理有很大的关系。首先是受旧思想的影响，认为人老了还要做这种事，是很不正经的行为；其次就是过去的性生活从没有理想过，在心理留下了阴影，造成对性的冷淡和压抑，老年后这种心理就会更突出。实际上，女性的性欲不仅在年轻的时候与男性一样，而且在绝经以后还会出现一个性欲增长期，老年女性要正确地看待这个性欲增长期，这不是什么不正经的事，也不是什么有害的事，恰恰有利于夫妻关系的和谐。所以，老年女性应该正视自己的性要求，不要压抑自己，丈夫也

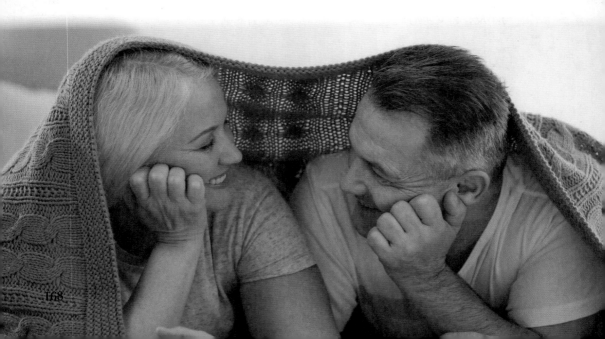

应该主动给予配合，使夫妻双方再获性生活的青春。

总的来说，老年夫妻要根据自己的具体情况，进行和谐的也是必要的性生活，以便使得自己的晚年生活更加幸福，当然这也是中老年人心理健康的重要内容之一。

适度的性生活可以协调人体的各种生理功能，促进激素的正常分泌，是健康心理的需要。中老年人行房事一定要根据自己的身体状况，适当节制，万万不可放纵自己，肆意而行，否则就会严重影响身心健康。正如古人所说：房中之事，能生人，能熬人。譬如水火，知用之者，可以养生；不能用之者，立可尸矣而。

那么，如何衡量中老年人的性生活是否过度呢？关键是看第二天早上精神是不是好、心情是不是愉快。由此，医学心理专家总结出了三点判定中老年人性生活适度与否的标准：一是这种欲望是不是自然而然地被激起，要求是否强烈，任何的勉强和应付都可以谓之过度；二是整个过程是否自然完成，没有身体上和心理上的不适感；三是是否对睡眠造成不良影响，并影响到第二天的情绪。

性事伤身是很多中老年人的思想，因此，他们不愿或是不敢有性事。其实这是错误的观点，因为他们没有分清什么是纵欲，更没有弄清纵欲的方式、频率、持续时间，只是根据一般规律去推测，从而限制或是禁锢了自己对性生活的欲望，并且不再有性事。这不仅会影响中老年人的身体健康，还会对其心理健康造成不利的影响。

中老年人的性生活水平有两个程度，一个是最高程度，一个是最低程度，这两个程度没有确切的标准，但是如果超过了最高程度就是纵欲，如果低于最低程度就是性压抑，会对身体和心理造成不利的影响。由于中老年人的身体状况、精神状态以及周围环境的不同，性生活的规律也自然在不断改变，但不能说是不正常，因为这两个程度之间的余地是很宽泛的。

中老年人的身体状况是不如以前了，但中老年人希望自己人老心不老，通过性生活可以获得精神上的满足，可以在生活中保持良好的心态，从而乐观自信地过好自己的晚年生活。但是，中老年人不可在性生活上与年轻时相比，不能逞强好胜，一定要量力而行，要知道性生活的质量和过后心情的愉悦是最重要的，由此才能实现人老心不老的愿望。

Middle-aged and old people
health pillow book
中老年健康枕边书

中老年人的性心理如何调整

性功能随着年老而有衰退的倾向，但不会完全消失。中老年人对性的欲望与兴趣能维持到相当高的年龄，是中老年人精神生活的一个重要部分。有人认为性激素的枯竭等于性功能的终结，这是一种误解。即使摘除了成人的睾丸、卵巢后（即不再分泌性激素），仍能够进行性活动。有些青年人，激素分泌旺盛，也会出现阳痿。也就是说，性激素是左右人的性活动的一个因素，但不是唯一因素。对于人的性活动来说，大脑（精神刺激）更为重要。最新研究表明，性激素的枯竭，会导致女性闭经、男性精液分泌量和精子产生量减少，但不会使性活动完全停止下来。另外，伴随着衰老而产生的性器官的形态变化会给性生活带来某种影响，但不会导致性活动停止。

国外已有许多报道，性青春的延长可使人长寿，所以老人要设法延长自己的性青春。老人性欲淡薄主要是心理作用，有的人认为老人就是该没有性生活的，其实他的性能力仍然存在；还有的人认为老人还过性生活是"老风流""老不正经"；会看书的还会看到老人无欲则长寿等论述。这种心理障碍导致对性生活的克制，器官都是不用则废退，生殖器官长期不用，就会造成失用性衰退，这又反过来导致了心理衰老。

老人不应在空巢中生活，子女也不应该让老人空巢，将老年夫妻拆散。例如两个子女，一人接一位老人去为自己看孩子，生活起居也照顾得很好，但老夫妻就是不能生活在一起。要把感情还给老人，爱情并不是青年人的专利，爱情同样也属于老人，这是天经地义的事。常言说：老伴，老伴，越老越要有伴。这不是笑话，而是生理学、心理学及社会伦理学对人类情感的如实总结。老人丧偶，子女应支持其再婚。虽然再婚的问题很多，但总的说还是以再婚为好。生活中常见到相依为命的一对老人，常常一个病逝了，另一个不久也去世了。尤其是丧妻的男性老人，这种情况更为多见。

传统观念认为理想的晚年不外乎吃得饱、穿得暖、老有养、病有医，再加上举家和睦、子女孝顺等。但离退休老人，尽管在以上诸方面都较满足，却依旧乐不起来。他们心情抑郁、闷闷不乐，口欲语而嗫嚅，足欲举而踌躇。在老人的精神生活中，爱情是其中不可缺乏的内容，在解决老有所养、所学、所乐、所为的同时，还应加上老有所伴。让爱神也光顾这常被人们忽略和遗忘的角落，老人精神生活才能得到圆满。因此，应采取以下几点保健措施：

①精神上要立于不败之地，这对老年夫妇尤为重要，要积极暗示，相信自己的性功能是强健的、富有生命力的。

②生活中要不断追求愉快的情绪，这样会使机体也随之年轻。实践证明，生活中自认衰老将会加快性功能的衰老。

③性功能兴衰的关键在于腰和足功能正常与否，因此要加强对下身的活动锻炼，诸如慢跑、散步等，尽可能以步代车。

④锌元素是夫妻和谐的必需营养素，无论是新婚夫妇还是中老年夫妇，在饮食上要保证含锌丰富的食品如海产类食品的摄入，并力戒烟酒。

⑤丈夫要有爱慕女性的正气，这样能刺激性腺激素的分泌，使性功能良好。

⑥胸怀开阔是不老的心泉，幽默和诙谐是保持青春不老的灵丹妙药，精神抑郁会导致阳痿，夫妻在性格上要开朗豁达，在生活中要幽默宽容。

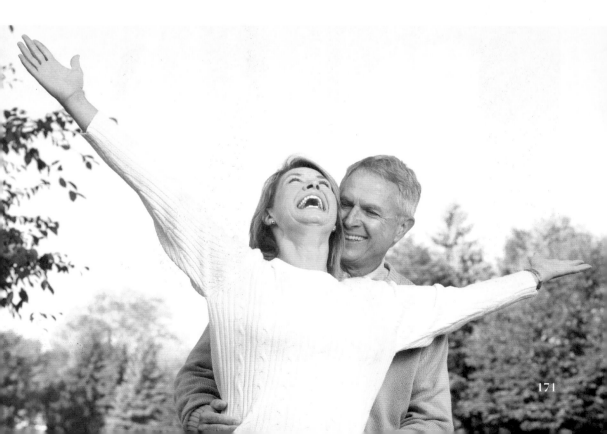

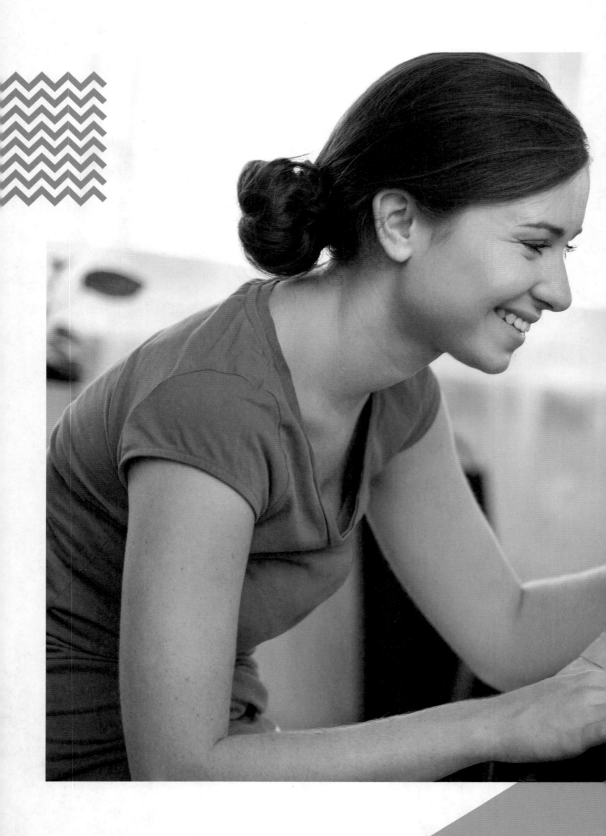

心理健康了，身体才健康

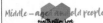

1. 养心：好情绪是最好的药方

中老年人心理健康的十条标准

拥有充分的安全感

安全感需要多层次的环境条件，如社会环境、自然环境、工作环境、家庭环境等等，其中家庭环境对安全感的影响最为重要。家是躲避风浪的港湾，有了家才会有安全感。

充分地了解自己

其是指能够客观分析自己的能力，并做出恰如其分的判断。能否对自己的能力做出客观正确的判断，对自身的情绪有很大的影响。过高地估计自己的能力，勉强去做超过自己能力的事情，常常无法达到预期结果，使自己的精神遭受失败的打击；过低地估计自己的能力，自我评价过低，缺乏自信心，常常会产生抑郁情绪。

生活目标切合实际

要根据自己的经济能力、家庭条件及相应的社会环境来制定生活目标。生活目标的制定既要符合实际，又要留有余地，不要超出自己及家庭经济能力的范围。道家的创始人老子说："乐莫大于无忧，富莫大于知足。"

与外界环境保持接触

这样一方面可以丰富自己的精神生活，另一方面可以及时调整自己的行为，以便更好地适应环境。与外界环境保持接触包括三个方面，即与自然、社会和人的接触。中老年人退休在家，有着过多的空闲时间，常常产生抑郁或焦虑情绪。

如今的老年活动中心、老年文化活动站以及老年大学为中老年人与外界环境接触提供了条件。

保持个性的完整与和谐

个性中的能力、兴趣、性格与气质等各类特征必须和谐而统一，生活中才能体验出幸福感和满足感。一个人的能力很强，但对其所从事的工作无兴趣，也不适合他的性格，他未必能够获得成就感和满足感。相反，如果他对自己的工作感兴趣，但能力很差，力不从心，也会感到很烦恼。

具有一定的学习能力

在现代社会中，为了适应新的生活方式，就必须不断学习。例如：不学习电脑就体会不到上网的乐趣；不学健康新观念就会使生活仍停留在吃饱穿暖的水平上。学习可以锻炼中老年人的记忆力和思维能力，对于预防脑功能衰退和老年痴呆有益。

保持良好的人际关系

人际关系的形成包括认知、情感、行为三个方面的心理因素。情感方面的联系是人际关系的主要特征。在人际关系中，有正性积极的关系，也有负性消极的关系，而人际关系的协调与否，对人的心理健康有很大的影响。

能适度地表达与控制自己的情绪

对不愉快的情绪必须给予释放或宣泄，但不能过分发泄，否则，既影响自己的生活，又加剧了人际矛盾。另外，客观事物不是决定情绪的主要因素，情绪是通过人们对事物的评价而产生的，不同的评价结果引起不同的情绪反应。有一位老太太，大儿子是晒盐的，小儿子是卖伞的。老太太总是发愁，阴天她为大儿子担心，晴天为小儿子担心。一位心理医生对老太太说："您真有福气，晴天您的大儿子赚钱，雨天您的小儿子赚钱。"老太太一想很有道理，便高兴了起来。

有限度地发挥自己的才能与兴趣爱好

一个人的才能与兴趣爱好应该对自己有利，对家庭有利，对社会有利。否则只顾发挥自己的才能和兴趣，而损害了他人或团体的利益，就会引起人际矛盾，而增添不必要的烦恼。

满足个人的基本需要

当个人的需求能够得到满足时，就会产生愉快感和幸福感。但人的需求往往是无止境的，在法律与道德的规范下，满足个人适当的需求为最佳的选择。

服老也是一种人生智慧

步入中老年后，头发开始变白，脸上皱纹慢慢爬上来。许多人不服老，想尽办法让自己显得更年轻，您可知染头发可能致癌，做美容手术存在着巨大风险。所以，建议各位中老年人要服老，服老也是一种乐观的生活态度。

锻炼要适度

有的中老年人自恃身体硬朗，锻炼时常常过度，这样容易因体力过度透支、情绪波动过大而产生意外情况。人到老年，身体上不能不服老，不管做什么都不可硬撑着。过高地估计自己身体的"实力"，只会自讨苦吃。因此，中老年人锻炼时，一定要量力而行。青壮年时可以登山、远足，年纪大了则可以散步、遛弯；青壮年时可以溜冰、潜水，年纪大了则可以打太极拳、做广播体操……

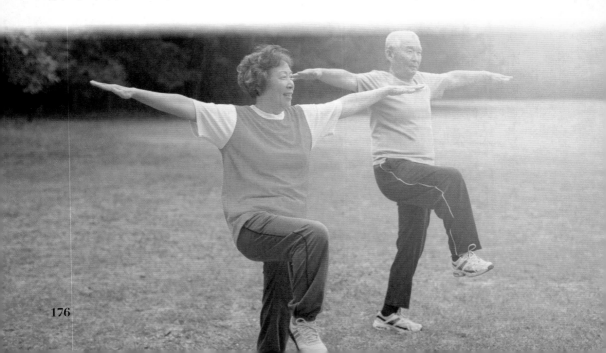

饮食要健康

中老年人保持节俭不浪费的习惯固然好，但也要分情况。比如，吃饭时，实在吃不下了，就不要硬撑着吃完；一些剩饭剩菜，该倒掉就倒掉，不要吃了几天还吃。这样的"节俭"只会对身体健康有害，反而多花了钱给医院。中老年人吃饭吃七分饱即可，应多吃五谷杂粮、蔬菜水果，少食油腻、煎炸食物。总之，中老年人要保持规律的生活，行动"慢半拍"，饮食"七分饱"，这样的慢生活才是适合我们的生活。

家庭事务少操心

在日常生活中，有许多中老年人对家庭的大小事情格外关注，而且事无巨细都得操心。大到买房、购电器、儿女找工作，小到锅碗瓢盆、一针一线，都要过问，把成年子女当成儿童来看待。其实，这都是因为部分中老年人退休后，家庭成了其活动的中心，随之而来的单调生活、家庭人际关系以及家庭角色变化等，让中老年人一时难以适应。

但是，"操心"要有一定的度，还要讲究方式方法。在为别人操心的时候，换个角度想想自己的行为是在帮助愉悦他人，还是会给人带来不好的感受？我们已经不再年轻，就不要管太多、管太宽了。孩子们的事，他们自己会解决，无需我们过多操心。此外，中老年人可以通过培养兴趣爱好，丰富自己的生活来转移注意力，可以种花养鸟、品茗下棋、读书垂钓、挥毫泼墨等，在各种兴趣活动中寻找无穷的乐趣。

少攒钱多花钱

人老了，攒钱不如花钱。很多中老年人曾经为了家庭、为了子女努力工作，省吃俭用，只是为了让孩子们过上更好的生活。而现在，孩子们已经有了自己的生活，我们只需要管好自己就可以了。我们已不再年轻，没有那么好的身体和精力去拼搏。把那些挣钱的事就交给子女吧，我们也该好好享受生活了。从今天起，从此刻起，让我们舍得花钱为健康投资、打扮自己或是出去旅游欣赏美景吧！舍得为自己花钱的人，是聪明的人，是会享受生活的人，自然能得到更多健康和快乐。

"脸皮厚"也是长寿秘诀

人活在世界上，不想事那是不可能的，但是如果思虑过多，那就会自讨苦吃。不该想的不要想，这样活着才不累。特别是对老人来说，家事公事都不用管了，主要的事是如何养生，这样自然延年益寿。所以，老人想要长寿就要"脸皮厚"，"脸皮厚"具体是如何表现的呢？

①**大方**：人要活得大方，安心做自己就好，何必在意人家的眼光，又不是为他人而活。这样才能在生活中活出精彩，不留下任何遗憾。

②**潇洒**：人一老，就会不自信。其实自信也是长寿的秘诀，老人应把心扉敞开，想怎么乐就怎么乐。

③**豁达**：人生起起伏伏，遇到一点儿事就钻牛角尖，这样难免会心生忧虑。看待事物要往好的方面想，不纠结于得失，对待看不过眼的事采取平和的心态，这样的人患心血管病的概率也会大大降低。

④**无视负面评论**：在我们生活的圈子里，什么人都有，我们管不住所有人的嘴，那就做自己吧，是好是坏他也不能把我怎么样。对于负面评价采取无视态度，自然也就不会放在心上了。

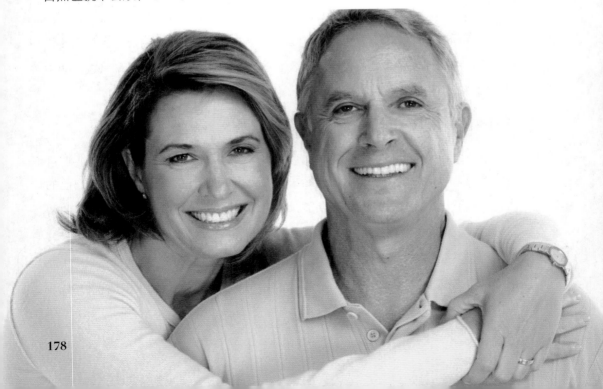

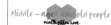

每个人的长寿目标不一样，所以，中老年人平时应该遵循正确的方式，拥有一个非常好的长寿目标，这样才能够给自己的身体带来非常好的帮助。

幽默让人活得更年轻

幽默是一种好性格，幽默的人不仅心胸比较豁达，而且还能保健身体，养护健康。幽默是不可多得的好品质，它能让老人活得年轻。

幽默减轻压力

曾经有这样一个的研究：看笑声能否增加免疫系统的同时，减少三种应激激素（皮质酮，肾上腺素和多巴胺代谢激素，一种多巴胺降解代谢物质）。工作人员研究了 16 个被测试对象，这些人被随机分配到控制组和实验组（有幽默性事件发生）。血压水平显示这三种应激激素分别被减少到了 39%、70% 和 38%。因此，研究者认为积极事件可以减少有害的应激激素。

幽默有助于交流

幽默对于任何人来说都是一个很好的情感建议，特别是对那些倾向焦虑和抑郁的人来说。大部分情况下，面对别人的批评、指责常常容易引起斗争，但是一阵偷笑或者把话题转到搞笑的事情上，紧张的气氛就能马上得到缓解。如此而以，争端便神奇地迎刃而解了。

幽默可以战胜恐惧

幽默分散了恐惧，因为它改变了一个人过去和现在的认知。如果你能够把以前的故事认为是"可笑"的，那么童年期所受的创伤经历在你的心灵中将不再那么沉重。如果你能抱着自我娱乐的观点，你就能够从使你焦虑困扰的婚姻问题中解脱释放出来。

幽默使人舒适

查理·卓别林曾说："真诚地去笑吧，你将能够去除痛苦，并与痛苦嬉戏。"在轻声笑语甚至是咯咯一笑当中潜藏着一种信息："我相信，你将克服这一切。"就像你三岁的时候，母亲给你的一个温暖的拥抱一样。事实上，自从 1986 年后，

Middle-aged and old people
health pillow book
中老年健康枕边书

纽约马戏团就已经用幽默给病童带来安慰，他们会进入医院，带来一队的小丑表演"橡皮鸡汤"以及其他有趣的表演。"是的，这是在为孩子们表演"，在《美国健康》杂志中，马戏团副导演这样解释，"但是，这也是为孩子的父母们准备的，当他们听到孩子在数天或者数周之内的第一次笑声，他们便知道一切都会好起来。"

所以说，幽默会让中老年人更健康，也会让中老年人活得年轻。中老年人应该培养自己的幽默细胞，让自己的生活更有乐趣。有的中老年人认为幽默就是"贫嘴"，其实不然。幽默是一种人生态度，学会笑对人生，肯定要比哭对人生好很多。

好奇心是防老妙药

多一点儿好奇心，中老年人心态更年轻。生活中的一切烦恼，就让它随风而去吧！中老年人只有在不断的探索之中，才不会感到生活的乏味，让自己重拾年轻时的生活状态。

"要很率性地展现你的好奇心，这也是所有快乐的基本。一个人如果失去了好奇心，或许表示自己已经开始进入老化期了。"——摘自日本国宝剧作家桥田寿贺子的作品《一个人，最好》。

没有好奇心，代表"你真的老了"。这并不只是心理作用，越来越多的研究证明，当人们对某一事物产生兴趣时，体内就会分泌某种激素，让皮肤不容易长皱纹，器官也不容易出问题。不过，无论什么原因，"敢尝鲜，老得慢"都是事实。

日常生活中，中老年人不妨像小孩子一样，多问问"这是什么"和"该怎么做"。就算是两耳不闻窗外事的人，这么问久了，也会慢慢培养出好奇心。自己感兴趣的东西，一定要去试试看。当然，可以激发好奇心的事，未必就是没做过的，只要能让中老年人的脑子动起来，就达到目的了。

除了动脑、动手，在吃东西的时候，也应该有尝鲜的精神，不能一碰到自认为接受不了的食物就彻底放弃。桥田寿贺子老人对此就深有体会。她在自己的书中提到，曾经最怕的酸牛奶，如今几乎成为她每日必吃的食物。更有意思的是，每次留下一点儿乳酸菌做"种子"，就可以自制酸奶，让老人很是自得其乐。

适度的好奇心能让人老得慢，过分的好奇心也会出问题。尝鲜之前，最好先

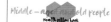

掂量掂量，比如年纪大的人，就不适合看似自由、惬意的自助游。

当中老年人不愿意为探索而浪费时间，整天纠结于家庭琐事之中，精神也会日渐消沉下去，生活更易产生迷茫之感！

爱笑也养生

中老年人爱笑也是一种养生技巧，凡是那些高寿的中老年人，笑容都会常常挂在脸上。有些长寿老人可当之无愧地说，其实养生并没有什么窍门，只要每天过得开心，多笑一笑就足够了！

英国著名化学家法拉第年轻时，因工作过分紧张，精神失调，经常头痛失眠，虽经长期药物治疗，仍无起色。后来，一位名医对他进行了仔细检查，但却不开药方，临走时只是笑呵呵地说了一句英国俗语："一个小丑进城，胜过一打医生。"便扬长而去。法拉第对这话细加品味，终于悟出其中奥秘，从此以后，法拉第常常抽空去看滑稽戏、马戏和喜剧，经常高兴得发笑。这样愉快的心境，使他的健康状况大为好转，头痛和失眠都不药而愈。

笑是一种特殊的健身运动，人一笑，便引起面部表情肌肉和胸腹部肌肉运动，捧腹大笑时连四肢的肌肉也一起运动，从而使体内血流加快，促进全身新陈代谢，有助于提高机体的抗病能力。法国医生指出，放声大笑是一种吸氧的过程，氧气进入血液，促进血液循环，可以加速消减血液中导致机体功能衰退的毒素，体内的糖分、脂肪和乳酸也可以更快分解。笑也是一种有效的消化剂。愉快的情绪可增加消化液的分泌，喜悦的笑声能促进消化道的活动，从而增进食欲，有助于食物的消化和吸收。

笑是呼吸系统的"保护神"。随着欢声笑语，人不由自主地做出深呼吸运动，犹如做呼吸体操，把呼吸系统的分泌物排出。此外，笑能调节心理活动，笑能克服孤独、寂寞、抑郁的心理，笑有助于个人更好地适应外界环境。心理学家肯·鲍威尔在分析了压力对人体所造成的影响后，指出：只要笑声一出，身体便会瞬间松弛下来，因它能抑制皮质醇和肾上腺素，化解压力所带来的祸害。

最近，美国医生指出，人的笑由右脑额叶前部皮层控制，它同时主管人的情绪。每笑一次，它就刺激多种功能和激素产生，这对维持人体健康十分重要。人在笑时，注意力被转移，肌肉放松，抗痛激素的分泌量增加，可以缓解头痛、背痛、腹痛、肌肉痛等症状。

一位日本医生利用笑声治疗了癌症和其他病症。他将笑声和优美动听的谈话录下来让病人听，中间加录了诸如"我的身体有能力战胜疾病"之类的动听的话，通过潜意识提高病人的免疫力。他发现，笑可以明显促使消除癌症的细胞活跃起来。如今，国外已有一些康复医院专门聘请喜剧演员定期到医院表演，使病房充满欢声笑语，促进病人早日康复。对于那些身患疾病的中老年人，家人更要多给他们一点儿快乐，中老年人只有在"嘻嘻哈哈"之中，疾病才能好得更快！

积极缓解压力

中老年人如果精神压力大，会诱发心血管疾病而加快身体的衰老。及时缓解精神压力，可以采取转移注意力的方法。中老年人最好不要做重大的决定，尤其是抑郁症患者，最好和家人交流沟通。中老年人要如何缓解生活压力呢？

转移注意力

注意力转移是忘记烦恼的最佳方法，它不会让你的精力老是集中在不愉快的

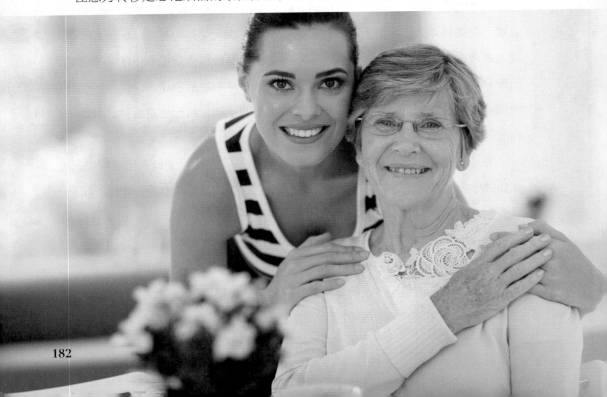

事情上。因为越是去想不愉快的事情，心情就越不好，有的时候甚至还可能会钻牛角尖，会陷入情感恶性循环的怪圈中。因此，要及时转移自己的注意力，将注意力放在愉快的事情上。

量力而行

我们每天晚上睡觉以前，可以考虑明天干什么。但是，计划不能定得太高，也不要太低，要给自己留有余地，这样每天都可以顺利完成计划，不会给自己太大的压力。

主动求助

一些自尊心很强的人会认为求助他人是一件很丢脸的事情，要知道当你需要求助的时候，就说明你是希望得到别人关注的，主动寻求和接受别人的关注是一种很有效的自我保护方式。

充电

中老年人可以适当地变动生活中的内容，不要时时刻刻地关注孩子而忽略了自己，可以暂时地将孩子交给信任的人照顾，给自己放假，哪怕是半天也行，让自己放松一下。

另外，中老年人要多参加户外活动，并且要多参加一些公益活动，遇到事情最好和家人朋友交流沟通，这样可以缓解精神压力。

退休后的心理自我调适

退休的中老年人都想健健康康、安安稳稳地过好下半生的日子，十分渴望延年益寿之法。一些退休后的中老年朋友经过多年的深刻体会得出：要想长寿，需要牢记这五个减法。

减少对金钱、财富的过分追求

有的人退休后，虽然用物不缺，钱包鼓鼓，但还觉得不足。于是，不顾年老体衰，拼死拼活地种植饲养或离家打工，钻进"钱眼"。只劳不逸，疲惫不堪，结果身体透支、百病缠身。所以，千万别贪心，物够用即可，钱够花就行。心不累，

Middle-aged and old people
Health pillow book
中老年健康枕边书

体不衰，也就能身心健康了。

减少对物质生活的过分享受

如今日子好起来了，吃香点、喝好点、穿美点都合情合理，无可非议。中老年人若追求太过，穿衣要高档，用具要名牌，饮食要奢侈，生活过于追求高档，就会给身心健康带来极大危害。所以，为了健康，一定要减少过分的生活追求，把生活过得简单、朴实又健康。

减少对疾病、死亡的过度恐惧

有些中老年人，既想多活几年，又总提心吊胆，害怕得病，恐惧死亡，于是整天忧心忡忡。因此，要减少恐老心理，坚定长寿信念。目前生活条件好了，医疗水平高了，只要科学养生、注意防病，健康长寿不再是梦。况且生老病死是不可逆转的自然规律，与其担忧，不如无忧无虑、轻松自然地生活，身心才更健康。

减少对子孙后代的过分溺爱

中老年人关爱子孙、呵护后代是人之常情，但若是过度溺爱、过分呵护，必然会造就出一些专横跋扈、粗野无理的"小霸王"，使自己心神不安、牵肠挂肚，

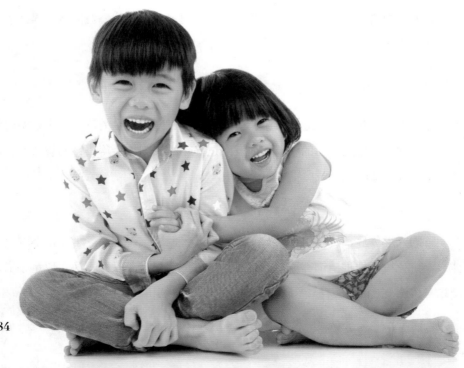

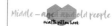

从而影响健康。因此，对子孙后代要严格要求，使他们苗壮成长，早日成才。子孙健康快乐，也是老人的一种精神寄托和安慰，有利于防病和长寿。

空巢老人要学会摆脱孤独

空巢老人由于孤独，很容易产生精神上的不良现象，比如抑郁、焦虑等。

空巢综合征

中老年人空巢综合征多发生于子女成年离开家庭之后独自生活的中老年人身上，该症状在精神疾病分类中属于"适应障碍"的一种，主要表现为精神空虚、无事可做。缺乏亲人的关爱是导致中老年人空巢综合征的根本原因。"空巢老人"往往身体状况差、患病率高、行动不便，而由于缺乏子女关爱，更容易感到生活无趣，行为退缩，对自己的存在价值表示怀疑，常陷入无欲无望、无趣无助的状态，情况严重的还容易引发老年痴呆症。

抑郁

抑郁性情感障碍在中老年人中表现得尤为突出，严重影响了中老年人的生活质量。中老年人年龄越大，对被照顾的要求就越高，而"空巢老人"的子女不在身边，最基本的需求得不到满足，就更容易形成抑郁。现代社会人们的家庭观念转变比较大，尤其是多数年轻夫妇不能或不愿与父母生活在一起，中老年人晚年享受天伦之乐的希望落空，结果抑郁等不良情绪接踵而来。

焦虑

焦虑是一种害怕出现不良后果的复杂情绪状态。调查发现，社区老人，尤其是"空巢老人"的焦虑患病率非常高，27.5%的"空巢老人"存在焦虑症状，并且"空巢老人"的焦虑发生率高于抑郁发生率。中老年人的焦虑往往又会发展为抑郁或二者混合状态，进一步损害中老年人的身心健康。

孤独

有研究发现，"空巢老人"面临的最大问题是情感问题，而情感则主要是孤独感，近87%的中老年人觉得寂寞，这极大地影响了"空巢老人"的身心健康。

"空巢老人"如何摆脱生理和心理的阴影，健康快乐地生活呢？

首先，要有良好的心态。良好的心态是健康的一剂良药，中老年人可以适当调整自己的生活重心和生活节奏，找一些自己有兴趣的事做，如养花、养鸟、练书法、听音乐及进行适度的体育锻炼等，有条件的中老年人还可以参加老年大学或社区的一些活动，这样既可以得到一些陶冶情操的训练，使生活丰富多彩，又能广交朋友。

其次，子女也要给父母多一些温暖，这种温暖不仅限于常打电话，还包括有时间常回家看看，这是对处于孤独中的中老年人最大的安慰。

另外，为了解决"空巢老人"健康方面存在的诸多问题，在吸纳国际健康管理理念的基础上，针对"空巢老人"的子女在外忙于工作，无法照顾到父母的社会现象，一些健康管理机构针对"空巢老人"专门定制了一份适合他们的健康套餐，这种健康套餐包含中老年人心理健康咨询与评估、每年两次的深度体检、膏方调理、私人医生贴身服务、需就诊时无需排队即可顺利挂上名医号等，"空巢老人"存在的身心问题也可以迎刃而解。

作为子女，即使工作多么忙碌，相信每天给父母打个电话的时间还是有的；不管一年的工作多忙碌，抽一些时间陪伴在父母身边还是可以做到的。子女的呵护和关怀对于父母的健康是十分重要的。

摆脱"节后空巢症"

节假日期间，特别是春节，亲友、子女从四面八方赶来和长辈欢聚一堂；过节后，又为了各自的工作纷纷飞走。喜庆、热闹、团圆的家庭氛围突然消失，让中老年人们心里感觉空落落的，要好一阵子不能适应，而且严重的还会影响健康，特别是心血管健康。大家不知道的是，"空巢"现象不仅对中老年人的心理健康有害，还会威胁到中老年人的身体健康。有研究表明，单独生活的冠心病患者第二次发生冠心病的概率，是那些与家人共同生活患者的2倍。

对于"空巢老人"来说，每一个节日长假之后都是其最脆弱的时候，特别是在像春节这样的重大传统节日之后，更是他们心脏健康问题高发的时候。因为节日期间亲朋好友、子女都在身边，中老年人的心理一直处于兴奋状态，原来的生物钟也被打乱了。节日过后，轻松、愉快的气氛陡然消失，前后反差巨大，中老

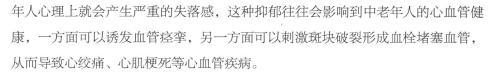

年人心理上就会产生严重的失落感，这种抑郁往往会影响到中老年人的心血管健康，一方面可以诱发血管痉挛，另一方面可以刺激斑块破裂形成血栓堵塞血管，从而导致心绞痛、心肌梗死等心血管疾病。

原来欢乐的节日背后也藏着令人不快的事，那么该怎么做才能帮助中老年人赶走节后空巢的失落感呢？

作息冲淡法

节日期间热闹、和谐、愉快的场面和气氛淡去后，中老年人要马上回归到以前"二人世界"或"一人世界"的生活作息状态，按照以往的生活规律有条不紊、按部就班地安排自己的日常生活。作息规律的回归，可使中老年人迅速平稳心绪，淡化节日氛围，走出"空巢"的阴影。

爱好冲淡法

节后，重拾或培养生活爱好，使自己沉浸在爱好中，也不失为一种好的"自疗法"。中老年人可尽快拾起平时生活中的各种爱好和兴趣，诸如钓鱼、画画、扭秧歌、养花、养鱼、打太极拳等，并根据个人兴趣培养一些新爱好，如旅游、

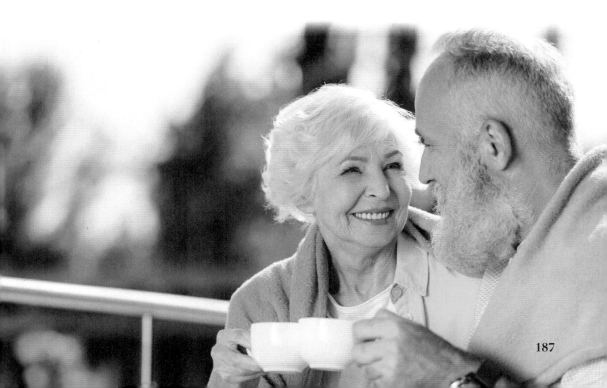

爬山、游泳、打保龄球等。用爱好和兴趣在"空巢"内种满笑声，丰富自己的生活内容，达到延年益寿的目的。

感情冲淡法

节后，家里只剩下老两口，此时，更应关心自己的老伴。两人不仅要常沟通、常交流，做到"体己话"唠一唠，"心里事"聊一聊，"乐子事"摆一摆，通过"话聊"进一步增进夫妻间的感情，而且外出活动时要尽量带上老伴，避免一方外出活动一方在家留守，使留守老人产生孤独感。

社交冲淡法

节后，中老年人要积极参加社会活动，在交往中冲淡节后的孤独。可外出探望老友，加入老干部大学、社区联谊会、乡村秧歌队等，用热情洋溢、充实饱满的生活内容来填充节后的寂寞和孤独。

过度追求清静不利身体健康

许多中老年人退休后都感叹："劳累了大半辈子，终于可以清静清静了！"可是清静真的好吗？其实不然。退休后可以不用像年轻时那么忙忙碌碌，但也不要过于清静，过于清静并不利于养生。

过于清净不利于健康

过于清静的氛围容易加重中老年人生活的孤寂感，而经常处于"静态"也不利于养生。慢性病患者的绝对"静养"，反而容易减缓新陈代谢，削弱内脏器官的运转功能，不利于身体康复。因此，中老年人想要健康长寿，不能过于"清静"。每天除了喝茶、闭目养神以外，还可以根据自身的特长，选择音乐、书画、摄影、舞蹈或各种体育运动，培养自己的兴趣爱好，让快乐伴随自己。或者和老伴、老友结伴爬山、看海、看美景，去那些从未去过的地方看一看，美丽的大自然不仅可以净化心灵，还能陶冶情操。纵情地去拥抱自然、享受生活吧，这样的生活方式更有利于健康哦！

过于清净易失去朋友

中老年人选择"清静"，绝不能终日生活在极度安静的环境里。如果一个人失去了与挚爱亲朋的交流、听不到富有生活气息的声音、远离大自然的声响，时间长了，就容易变得情绪急躁、性格孤僻。当一个人对周围的一切漠不关心时，不仅有害于身体，而且还会失去曾经的好友。因此，中老年人日常生活，不要总是把自己关在家里，要经常参加群体活动，走出去，与人打交道。与朋友互动的形式有很多，如组织同学会、同事会、同乡会、战友会等，还可参加其他中老年群众组织，增加与人交往的机会。特别重要的是，中老年人要主动积极与青少年交往，就是人们常说的"忘年交"。"忘年交"能让中老年人的心理状态重新活跃起来，以朝气代替暮气，做到人老心不老，甚至恢复青春活力。

过于清静会跟不上潮流

社会在发展，时代在进步，如果我们一直蜷缩在自己的小世界里，那永远都不知道外面的世界有多精彩。人上了年纪，总会有种与世隔绝的感觉，不懂这个、不会那个，跟孩子们缺少共同语言。有时孙子甚至会说："我们不是一个世界的人。"因为大部分中老年人年轻时没能接受高等教育，现在想追赶上时代的潮流，着实不易。其实不妨放宽心，从简单的学起，比如聊微信、在网上看新闻、拍照等等，学会一些基本的东西就已经很棒了。此外，中老年人注重穿衣打扮也是跟上潮流的一种体现。不要以为年纪大了就只能穿灰、黑、白的衣服，上了年纪也可以挑选亮色系、新潮的服装。兴许还能跟子女聊一聊最近流行什么款式的衣服呢！当然，最重要的潮流和趋势还是老有所乐、晚年幸福，只要自己过得开心、幸福，比什么都重要！

不管是"清静"，抑或是"热闹"，适合自己的方式就是最好的生活方式。相信追求清静的老人也不想与社会脱轨，所以建议中老年朋友不要过度清静，悠然地度过晚年。

Middle-aged and old people
health pillow book
中老年健康枕边书

向年轻人学习，晚年生活更充实

年轻人有很多地方值得中老年人学习，而且对中老年人的生活也有非常大的帮助。

别怕改变

85% 的受访年轻人表示，希望自己的工作可以改变世界。斯坦福大学的一项研究表明，这种积极情绪更能决定长寿。美国心理学家阿道里·杜拉亚帕指出，如果人在 50 岁后仍然具备激情和勇气，那么不仅能掌控自己的健康和生活，还能在退休后继续发挥余热，创造价值。

勇于创新

调查发现，70% 的年轻一代拥有"永不停息的创新态度"，并希望创办自己的企业，认为创业是实现自我的最佳方式。丹麦一项调查显示，创造力强的人往往寿命更长。美国加州大学心理学教授霍华德·弗雷德曼指出，创新对中老年人来说，更多的应表现在对新事物的包容态度上，愿意接受新知识、新设备，哪怕是尝试一种新食物或者新运动。

关注自我

最新调查发现，77% 的 18～29 岁的年轻人认为，应该了解自我并满足自我需求。去不同地方旅游，尝试不同职业及生活方式，以了解自己在各方面的好恶，才能真正保持自我。对此，美国社会心理学教授伊莱·芬克尔博士指出，如果中老年人在退休后更加注重自我的内心需求，愿意走出家门，旅行、重新工作、结交好友，将收获更多的乐趣和活力。

忘掉年龄

青春期和成年期之间的界限在"80 后""90 后"身上非常模糊。年轻人并不将"成年"定义为传统意义的娶妻、购房、成就事业，这对中老年人来说有极大的启示。美国纽约州立大学苏珊·克劳斯指出，只有坦然面对死亡，忘记年龄的束缚，才能以积极进取的姿态，力求老有所为。

喜爱社交

现代年轻人注重与不同的人交往，积极主动建设自己的社交圈。英国伦敦大学学院一项研究发现，无论内心是否感到孤独，没有社交都会增加中老年人的死亡风险。相反，社交生活能增寿，与亲友保持联系、帮助他人等都可以。朋友不多的人当志愿者或者积极参加社区活动也有相同效果。

谨慎选择

年轻一代面临的竞争很激烈。但调查显示，57%的年轻人在做选择前，都会用谨慎的态度完成风险分析，精选一或两个目标，脚踏实地努力成功。美国加州大学心理学教授霍华德·弗雷德曼表示，谨慎的人会多做有益健康的事。有韧性、值得信赖应该成为老人的两大特点。

保持成就感

年轻一代更注重大胆尝试，善于担当，而不在乎别人如何看待自己的决定。丹麦相关研究发现，与早早退休无所事事的中老年人相比，退休后继续做一些力所能及的工作的中老年人寿命更长。舒适的工作环境、事业成就感能让人保持快乐。美国心理学教授莱斯利·马丁表示，有追求目标、内心丰盈的人更快乐。

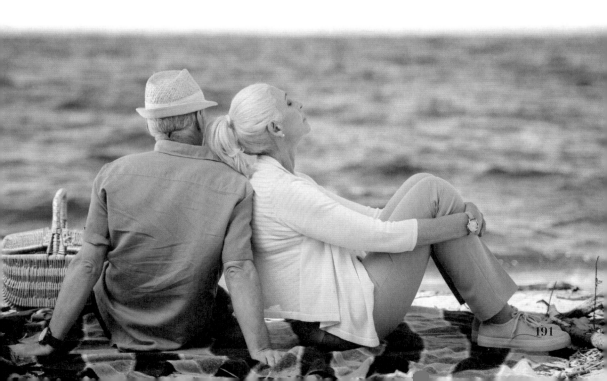

讲究生活品质

　　与老一辈不同的是，年轻一代追求更好的物质生活和更高的精神境界。英国学者研究发现，拥有充足的物质财富和精神财富的人，能享受到营养饮食、良好的医疗条件及丰富的业余生活。而这类人身上会分泌一种激素，有助于降低心血管疾病的罹患风险，延年益寿。

对未来有希望

　　调查显示，年轻人虽然经验不足，但是却不乏雄心壮志，89% 的年轻人表示，对未来充满期待，机会来临时一定会毫不犹豫地紧紧抓住。如果对生活充满希望，会适当减轻压力，进而改善健康状况。所以中老年人平时应该积极主动地向年轻人学习，对未来抱有希望，勇于接受新事物，而且年轻人的这些好的习惯也有利于中老年人的工作、生活和学习。

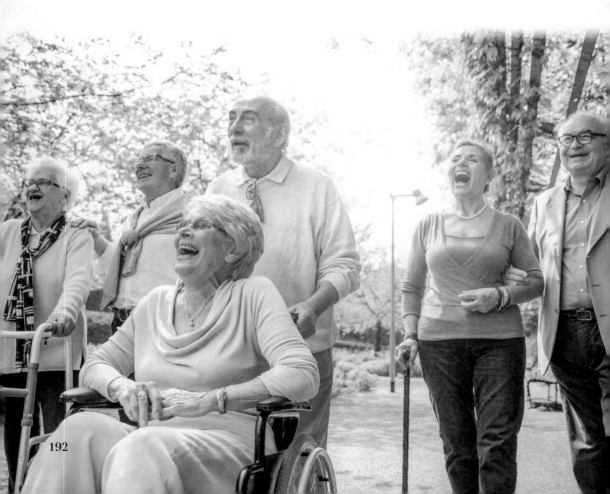

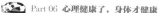 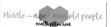
更年期的女人依旧魅力无限

现代女性一生中约有 1/3 是在更年期后度过的。因此，医学心理学家强调，了解更年期的身心变化，以及做好更年期的身体保健，对于女性朋友来说是很值得关注，也是很重要的。

女性在停经前数年卵巢功能逐渐退化，45 岁以上往往就有雌激素分泌减少，月经失调之迹象出现。虽说更年期是人生的一种自然过程，但是由于停经以后雌激素不足，带来更年期障碍却是常见的事实，而且也增加了罹患心血管疾病、骨质疏松症及失忆症之风险。

因此，女性在停经后该怎么样增进健康，享受人生呢？医师也提出几项建议：

①**摄入均衡的营养**：每天适量摄取六大类食物，包括奶类、五谷根茎类（亦即主食类）、蛋豆鱼肉类、蔬菜类、水果类及油脂类。不同种类的食物含有不同的营养素，每天饮食的选择必须多样化，且摄取量适当，才能维护身体的健康。

②**科学合理地运动**：随着年龄及身体状况的变化，应选择适当的运动，如慢跑、散步、打太极拳、做健康操等，并持之以恒。适当的运动不仅可以促进血液循环、增加新陈代谢、降低骨质疏松症的发生，还可以消除忧郁的心情，使身心愉悦。

③**定期进行健康检查**：更年期后，许多疾病的发生率会提高，而定期健康检查，可以让自己及早发现、治疗。例如每月一次的自我乳房检查、每年定期的子宫抹片检查，都可以及早诊断乳癌或子宫颈癌的发生，以提高治愈的机会。

④**善待自己的身体**：健康需要用心经营，故更年期女性应了解身体的情况，如有需要，应寻求医疗照顾。

⑤**最重要的就是保持乐观的生活态度**：更年期是每位女性一生必经的路程，以乐观、健康的态度面对更年期，可以使自己的生活过得更愉快。

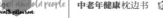
2. 养性：老死不失个性

养花可延年益寿

养花是一件陶冶情操的事情，尤其是对中老年人的身体和心理都有积极的影响。心静则益康，因而养花有潜移默化的健身作用，中老年人养花既可延年益寿，又可陶冶情操。种养花草的过程，实际上就是在同花草培养感情的过程。从幼苗到开花结果，你花费了心血和精力，即使是买回来的盆花，当它们茁壮生长，开出娇艳欲滴、赏心悦目的花朵，你在观赏花形花姿时，也会陶醉其中。这就促使你消除烦恼，心情舒畅，心花怒放，把不愉快的事尽抛在脑后，精神得到了安慰。这样既调节了机体的神经系统功能，又提高了机体免疫力，为防病和促病自愈提供了有利条件，起到了一定的作用。

建议中老年人种能开花的植物，因为跟种植只长叶的植物相比，种开花植物有三个优势：

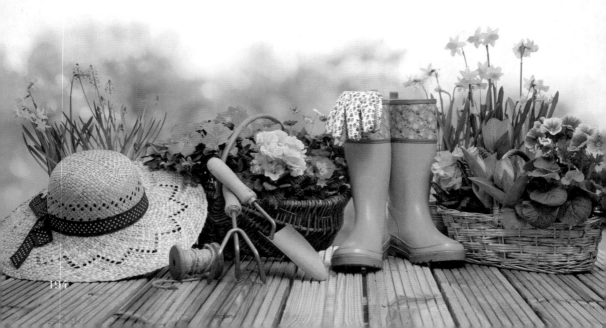

首先，开花能直观看到劳动成果，让中老年人更有成就感。当自己亲手栽培的花木开出艳丽悦目的花朵时，成就感就会油然而生。对于已经离开工作岗位的中老年人来说，这种成就感是非常重要的，它会使人重新获得自我肯定。

其次，五颜六色的鲜花盛开，能使人愉悦，增添生活乐趣。中老年人在观赏自己亲手栽植的那百看不厌的花形、花姿时，能产生比观赏他人栽植的花卉更强烈的愉悦感，并有一种陶醉其中的体验。从神经科学的角度来说，花的芳香能够直接作用于人的丘脑和下丘脑，使它们的功能更加完善，从而帮助人体平息诸如愤怒、烦躁、焦虑等很多不良情绪。

最后，养花植草也是培养中老年人学习和实践能力的一种途径。栽花种草需要掌握各种知识，比如花卉的分类、属性，病虫害的防治，以及对光线、温度、土壤等生长要素的要求等。这就要求中老年人要多学习、多动脑、多实践，这样在一定程度上也能预防认知障碍症的发生。

中老年人可以根据自己的喜好选择花草，一般来说，适合中老年人种植的花草有：

仙人掌

种植方便，不必花费太多时间与精力，其药性寒苦，可舒筋活血、滋补健胃，对中老年人的动脉粥样硬化、糖尿病、癌症有一定的药理作用。

百合

花清香，它的茎与花朵既可以食用，也能入药，有镇咳、平惊、润肺之功效，适合患有肺结核的老人种植。

五色椒

五色椒绚丽多彩。根、果、茎都具有药性。全草入药，根茎性温、味甘，能祛风散寒、舒筋活络，并有杀虫、止痒功效。植株对空气中的二氧化硫和三氧化硫等有毒气体有一定的吸收和抵抗能力。

米兰

花叶翠绿、花香袭人，是大部分中老年人较为喜欢养的花卉，它们可用来泡茶，而且米兰的枝叶可以治跌打损伤。

人参

人参一年可观赏三季。春季，人参萌发的嫩芽向下弯曲，犹如形态可掬的象鼻由土中拉出；夏季，伞形的花序上开满白绿色的诱人花杂；秋季，粒粒红果衬着绿叶尤悦目清心。

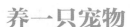
养一只宠物

　　现在有很多子女需要外出工作，无法在家中陪伴父母，这导致独居老人越来越多。专家认为对独居老人来说，他们需要培养一些兴趣爱好，比如养宠物就能丰富他们的日常生活。研究发现，中老年人养宠物的好处有很多，除了能调理不良情绪外，还能充实生活，使他们感到开心和快乐。

养宠物能改善心理问题

　　中老年人退休在家，也会有压力，感到紧张。而家里人不在身边，长期压抑就会造成心理疾病，而宠物则能解决这种心理问题。据研究发现，人处于高度压抑的环境时，有宠物相伴将减轻紧张程度。通过饲养宠物，许多心理疾病患者与宠物建立起了一种特殊的关系，他们彼此之间逐渐建立起友谊和信任。在某种程度上，宠物可减轻患者固有的恐惧感，使其从压抑的情绪中解脱出来。

养宠物的中老年人更健康

　　1980 年发表的一份具有里程碑意义的研究报告称，拥有宠物的心脏病病人的生存时间比没有宠物的要长一年。而另一份发表于 1990 年的报告则发现，养狗的老年医保参保人员比不养狗的中老年人看医生的频率低很多，而且在遭遇重大生活变故时也较少求助医生。这也说明，喂养宠物的中老年人无论是在身体和心理方面，都比其他中老年人更加健康。

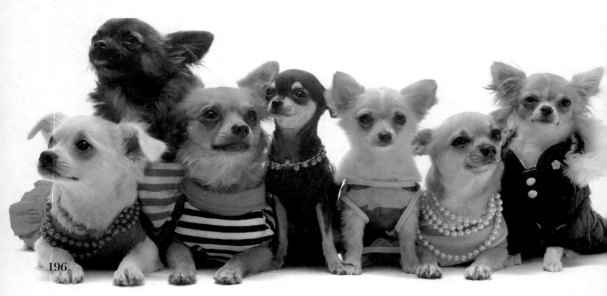

宠物能寄托情感

动物是通灵的，一般情况下，对它好的，它自然也会以好来回报你。同时宠物也是忠心的，在你出门时它会表现出不舍，到固定时间，它会在门口迎接你的归来。所以，宠物能够满足中老年人所需要的情感。在调查宠物与人的关系时，资料显示，98%的宠物主人会经常和宠物说话，80%的宠物主人把宠物当作人来对待，28%的人信任宠物，并且与其诉说当天发生的事情。这对精神疾病、抑郁症、自闭症都有很好的治疗效果。

宠物给生活带来乐趣

在中老年人群中，没有兴趣爱好的中老年人患老年痴呆的风险是非常大的。而养宠物也算是一种兴趣爱好，它可以最大限度地阻止和预防老年痴呆症和老年抑郁症的发生，使老人的日常生活更丰富多彩。

所以说中老年人养宠物是好事，中老年人可以根据自己的喜好选择适合的宠物。需要注意的是，每位中老年人的兴趣爱好不同，无论是养宠物还是养一些植物，都应该根据自己的身体状况来选择。中老年人最好选择好养、动静小的宠物，要做好慎重选择，不要发生弃养。

写毛笔字修心养性

写毛笔字对中老年人来说很有好处，它可以帮助中老年人修心养性。

修心

在练毛笔字的时候，可以全神贯注地把注意力投入到毛笔的拿捏、运笔、润笔等环节上，在写每一笔的瞬间，心也随之动，意也随之流，感也随之发。长期坚持，会让心一直保持在一种稳定又不失活力的状态。写毛笔字可以帮助中老年人保持心态上的平和。

养性

性情是一种由心而发，由心而收，在练习过程中可以锻炼平和、沉稳，也可以锻炼激昂、斗志，更可以达到一种一张一弛，收发自如的状态。性格虽是与生俱来的，但也可以通过加强优点如练习毛笔字来削弱弊病，这样的话，即使一生也变不了的性格在锻炼之下也可以做到扬长避短。

静气

由思生意，由意生志，由志生气，由气生质，由质生变，由变生态，也就是平时所说的"变态"，在这里的"变态"是状态的变化而已。至此人的心理经历了一个瞬间的发展，别看只是短时间内的事，却要历经"台上一分钟，台下十年功"的过程。写毛笔字的这个过程可以帮助中老年人学会由字及人，即使遇到再急的事也能保持冷静。

修身

练毛笔字的练气与练气功其实并无很大的差别，唯一的差别在于练毛笔字基本上是靠心去练气，而练气功需要靠身体配合。在持笔、运笔、润笔的一系列过程中，心到意到，意到气生，舒急快慢都需要达到一种自然而和谐的状态，不要刻意地去控制，在自然的发挥中，做到身心合一。可以说，中老年人写毛笔字也是一个锻炼身体的过程。

益脑

中老年人写毛笔字在益脑方面最主要的贡献是刺激脑细胞的代谢，锻炼思维和想象力。中老年人通过写毛笔字不断地运用自己的脑力，在运用大脑控制自己手脚协调写出毛笔字的同时，还要不断思考如何写好毛笔字，有助于延缓衰老，预防老年痴呆症。

调息

练习书法时，要求呼吸自如、深长而均匀，不要屏气或有意识抑制呼吸，这样可以有效改善呼吸系统，调节心肺功能。坚持每天练字，潜心研习，假以时日，自然会促进身心健康、长寿延年。

中老年人练习写毛笔字不仅能养性，关键还能保健身体。不过，写毛笔字是需要注意力高度集中的，所以，在写毛笔字的时候最好不要受外界打扰。看似简单地写毛笔字，其实是一件很辛苦的事，记得要定时休息。

放声高歌亦可延年益寿

人们在歌唱的时候，神经处于放松状态，心中一切的不愉快、压力都会暂时抛到脑后，所以，职场年轻人都喜欢去 KTV、酒吧。对于老人而言，放声歌唱更是一种保健、养生的好方式。

唱歌能延长寿命

唱歌相当于一种有氧锻炼，它会使人的呼吸加快、血液中的氧气升高。据有关研究表明，唱歌不仅能引起内啡肽含量的增多，还会增加体内其他激素的释放。所以喜欢唱歌的人更有活力。

唱歌能锻炼呼吸系统

有专家指出，人在唱歌时气体的运动比平时快，唱歌要经历发声、运气等过程，而这些过程都是在对肺部进行锻炼，从而使胸部肌肉变得强健。唱歌一般会有震颤现象，这种震颤又可以使脏腑得到按摩，从而产生延年益寿之功效。美国科学家作过一项调查，把 20 名 28 ～ 65 岁的歌唱家和非歌唱家进行比较，结果发现歌唱家的心跳非常有力，胸腔肌肉强健，肺活量大。这也解释了为什么专业歌唱家中寿星多，他们要比一般人多活上 20 年。

性激素，增强免疫力

情志会影响身体的健康，压力会影响机体的免疫系统。而如果你对自己做的事情感觉很好，免疫系统就会得到增强。

而在唱歌能增强免疫功能的实验中发现，唱歌后，体内的免疫球蛋白 A 增加了 150% 之多，免疫球蛋白 A 的增多能帮助身体更好地抵御疾病，同时对人的免疫功能有一定的提升。

唱歌防止老年痴呆

老年痴呆患者最明显的特征就是记忆力差，有时甚至不记得自己的亲人，但

Middle-aged and old people
health pillow book
中老年健康枕边书

是他们对自己最喜爱的歌的歌词却不会忘记。对此现象，美国马里兰州圣女艾格尼斯医院设计了唱歌疗法，让老年痴呆患者经常欣赏他们年轻时钟爱的歌曲。慢慢地，他们心中的快乐感更强了。这也说明，唱歌能在帮助痴呆患者恢复部分记忆方面起到积极作用。

唱歌能防打鼾

打鼾是日常再正常不过的现象，有时是吃了干硬的食物造成的，有时则是胃病造成的。有研究证明，让患者连续 3 个月每天练声，可以显著降低打鼾的频度和严重程度，使总体睡眠质量得到明显改善。

读书健脑

任何人，任何时候都不能脱离了读书这个好习惯，因为只有读书才可以培养

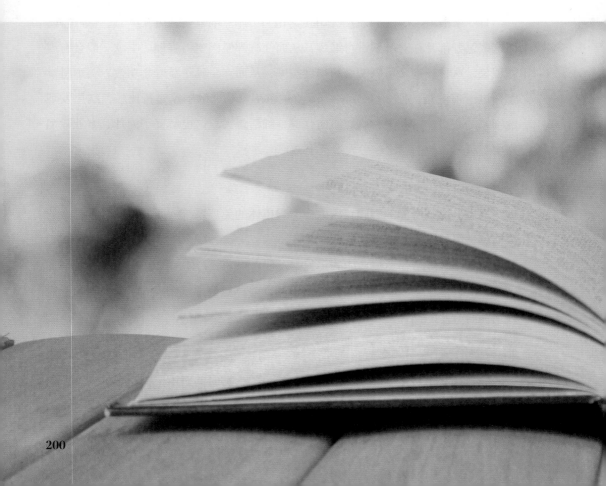

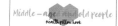

一个人的心境，让一个人心态健康。对于中老年人来说，更要读书，因为，中老年人的时间比较充裕，读书能打发时间，让自己的晚年生活更充实。

读书能提高人的精神境界，把生活中的孤寂变成享受。人到老年，难免有这样或那样不顺心的事。这一切若能融入读书之乐的意境中，这些悲老叹息就会烟消云散。

读书可延缓器官老化

大脑若经常不用就会萎缩，直接导致全身各器官的衰退。中老年人的大脑越用身体会越好，反之，随着大脑的迟钝身体也会越来越差。许多老学者、老科学家、老艺术家耳聪目明，生命之树常青的一个重要原因，就是活到老、学到老、用到老，从不停止用脑。

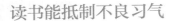
读书能抵制不良习气

一旦养成良好的读书习惯，一天不读书看报就无法打发那难以遣散的烦恼和无聊。读书占去了大部分的时光，填充了大脑的空白，就不可能有更多的时间去饮酒作乐、热衷麻将……一个人远离了这些损伤身体的不良情趣，是何等舒适潇洒啊！

读书是良药，医愚又疗疾

西汉刘向说："书犹药也，善读之可医愚。"南宋陆游说："病须书卷作良医。"读书是一种辅助药物疗法，它能帮助人化解抑郁，宽敞胸怀，收到药物不能起到的奇效。清代著名戏曲家、养生家李渔说："余生无他癖，唯好读书，忧借以消，怒借以释，牢骚之气借以除。"书中表达的喜怒哀乐，还具有调节情绪、平衡身体阴阳的心理治疗作用。我国古代医学早就认识到书籍治病的道理，最早在《黄帝内经》中就有聚精会神是"养生大法"之说。读书可以使人聚精会神，增大知识可以抑制一定程度上的精神老化。

读书对培养子女大有裨益

当前有些家长对孩子的期望很高，对待孩子的学习奖惩分明，却不能够以身作则。若要正人必先正己，培养自身读书学习的好习惯，营造好的学习气氛，孩子就容易养成好的学习习惯，同时家长自身的修养也会在无形中对孩子早期的培养起到关键作用。读书是一笔无形的智力资源。中老年朋友在空闲时间不妨多读一些书，尤其是要读一些心理、卫生知识、修身养性等方面的书籍，增强自身体质，加强人际沟通，多与同龄人交流，保持健康向上的心态，不断从读书中感受学习的乐趣，真正做到老有所学、老有所为、老有所乐。但是中老年人也不能一味地沉浸于读书之中，还是要进行必要的交流——和子女进行交流，和老伴进行交流，要两者相结合，这样的人生才是完美的。

学国画，提高生活成就感

国画是国粹的代表，很多中老年人在退休后有了空余时间，喜欢学习国画，老年大学、社区活动都会开展国画的学习交流活动，除了培养老人的兴趣，还能使其在学画的过程中修身养性。掌握正确的学习方法可以帮助老人增加成就感。

①学习国画要有一个良好的心态，学习目标不要定得过高，学习国画是为了老有所乐，这样精神上就没有负担，学习起来就比较轻松。

②要有一个良好的学习环境，住房宽敞、经济条件许可可辟一个画室，但最起码要有一张可以作画的桌子，这样才可以坐下来安静地画画。

③要有适度的投资，除了购买必要的宣纸、毛笔、国画色、书画墨外，还要购买一些参考资料。

④要循序渐进，特别是初学者不能操之过急，可以先临摹一些自己喜欢的作品，以后结合写生搞些创作，按部就班地慢慢来，一步一步地画下去。

⑤要持之以恒，要经常保持浓厚的学习兴趣，每天坚持画几笔，不能三天打鱼，两天晒网，这样坚持数年，必有好处。

⑥要多看多读，看别人作画、看展览、看教学录像带、看古今名人画作，学习创作方法；看花鸟虫鱼、看名山大川，收集素材，增长知识；还要多读古今文艺作品，加强文学修养，这是画外功夫，有助于提高自己绘画的品位。

⑦绘画内容和形式的选择要有所侧重，花鸟、山水、人物不要全面开花，选一科重点学，人老了精力有限。中老年人学习工笔画法视力不行，学习大写意画法需要有很高的笔墨功夫和艺术修养，最好学习兼工带写的小写意画法。

⑧积极参与一些书画活动，地方上办书画展览，可将自己画得好的作品推荐给他们，也可以将自己的作品拍成照片向报刊投稿，如果感觉自己的作品画得还可以，也可参与一些书画作品比赛。将自己的得意之作装裱起来，悬之于客厅或赠给亲朋好友，也是一种乐趣。

中老年人退休在家难免孤寂，画画既培养了自己的爱好还能让自己结交朋友，当静下心来专心研究。

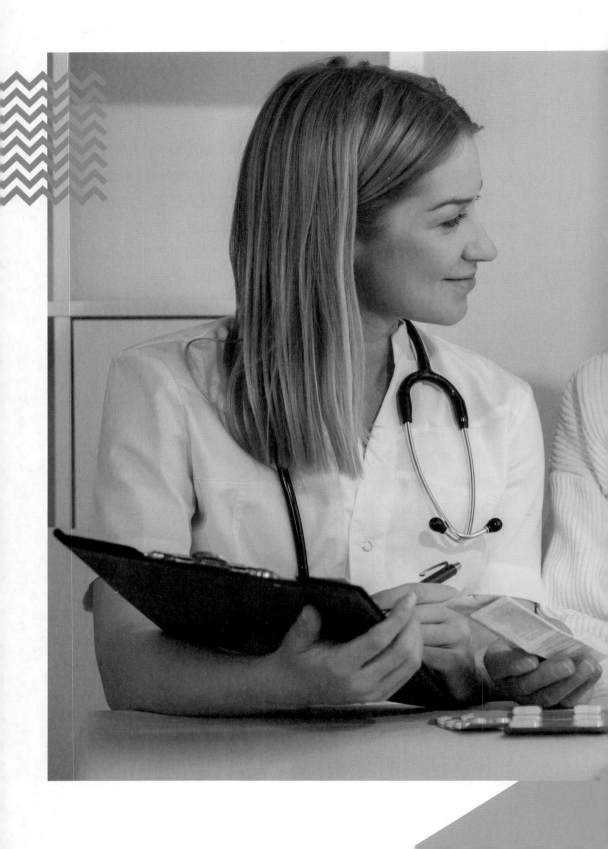

中老年常见病调理

Middle-aged and old people
health pillow book
中老年健康枕边书

神经衰弱

神经衰弱属于心理疾病，是精神容易兴奋和脑力容易疲乏，常有情绪烦恼和心理、生理症状的神经症性障碍。此病多发于青壮年，16 ~ 40 岁之间多发，以脑力劳动者、学生多见。此病多是因生活不规律，过分疲劳得不到充分休息，导致神经系统功能紊乱。部分患者是因感染、中毒、营养不良、内分泌失调、颅脑创伤和躯体疾病的发病造成神经系统受损，还有的是由于情感的创伤导致负面情绪增加以及人际关系紧张等。

临床症状

1. 衰弱症状：神疲乏力、困倦嗜睡，不能用脑或反应迟钝，注意力不能集中，思考困难，工作效率下降。

2. 兴奋症状：容易兴奋，尤其是在看书报或电视时，会不由自主地回忆和联想增多。

3. 情绪症状：容易烦恼和激惹，1/4 的患者还有焦虑、紧张情绪。

4. 紧张性疼痛：常由情绪紧张引起，以紧张性头痛最常见，患者有头重、头胀、头部紧压感，或颈项僵硬，部分患者会出现全身肌肉僵硬酸痛。

5. 睡眠障碍：入睡困难、辗转难眠或睡眠很浅、多梦、易惊醒等。

6. 其他心理生理障碍：如头昏耳鸣、心悸心慌、气短胸闷、腹胀、消化不良、尿频多汗、阳痿、早泄或月经紊乱等。

预防措施

1. 精神疏导。精神调摄是治疗神经衰弱的重要措施。患者通过有意识地坚持锻炼，加强自我认识，使情绪稳定、心情舒畅、心胸开朗，对任何事情都要采取想得开、放得下的乐观豁达态度，以解除思想顾虑，减轻精神负担。提高适应现实生活，战胜困难和挫折的能力。

2．合理安排生活。生活起居有规律，对调节大脑神经有好处。平时要注意合理安排生活、工作和休息，保证充足的睡眠，劳逸结合，以消除紧张和疲劳情绪。

3．参加运动。适当参加劳动锻炼和体育运动，可以增强体质，促进病情的好转，如每天坚持慢跑、散步、练气功、打太极拳等，数日之后，可使本病明显好转。

4．笑口常开。保持愉快心境，笑口常开，可使面肌得到运动、全身肌肉放松，并可消除紧张焦虑情绪，有利于加强血液循环，促进新陈代谢。

5．饮食调养。平时多吃含锌、铜的食物，如牡蛎、鲱鱼、水生贝壳类。还应多进食瘦肉、动物肝肾、鱼虾、奶类、豆制品以及苹果、核桃、花生、栗子、桑葚、龙眼肉、葵花子、玉米等。饮食宜清淡，夜间饮食量不可过饱，并忌浓茶、咖啡、烟酒。

6．冷水淋浴。患者可在每天早晨起床后进行冷水浴。初期先用冷水擦身，逐步过渡到用冷水淋浴，每次半分钟至 1 分钟；也可进行早泳锻炼，长期坚持，能强壮神经系统，增强体质。

饮食注意

√适当地为大脑补充营养，使大脑功能完全恢复正常，可选择养血益精、补脑健脑的药、食材，如核桃仁、枸杞子、桂圆、何首乌、猪脑、鱼头等。

√选择富含脂类的食物，如动物心肝、瘦肉、羊肉、牛肉、蛋黄、核桃、黄油、大豆、玉米、花生、芝麻油等，为身体补充蛋白质和糖分。

√促进睡眠、提高睡眠质量，可选择酸枣仁、柏子仁、龙眼肉、葵花子、牛奶等药、食材。

√饮食宜清淡，并做到营养均衡，多食富含维生素 C 的食物。

√营养障碍时也会出现神经衰弱等一些症状，因此要多食对大脑有益的食物，如坚果类、豆类、贝类、鱼类、虾、奶类、蛋类、动物脑等。

× 应减少茶和咖啡的摄入，尤其在睡前要绝对禁止，因为这些食物会影响睡眠质量。

× 忌食辛辣食物，忌油炸食品，忌烟酒。忌吃肥腻、难消化的食物，如烤鸭、香肠、肥肉等。

穴位保健

选穴取位：神门、心俞、内关、太溪、百会、太冲、行间、三阴交、命门、脾俞。

神门穴：手腕部位，手腕关节手掌侧，尺侧腕屈肌腱的桡侧凹陷处。

心俞穴：背部，当第5胸椎棘突下，旁开1.5寸。

内关穴：前臂掌侧，腕横纹上2寸，掌长肌腱与桡侧腕屈肌腱之间。

太溪穴：足内侧，内踝后方，当内踝尖与跟腱之间的凹陷处。

百会穴：头部，头顶正中心，头顶正中线与两耳尖连线交叉处。

太冲穴：足背侧，第1、第2趾骨连接部位中。

行间穴：足背侧，当第1、第2趾间，趾蹼缘的后方赤白肉际处。

三阴交穴：小腿内侧，当足内踝尖上3寸，胫骨内侧缘后方。

命门穴：腰部，当后正中线上，第2腰椎棘突下凹陷处。

脾俞穴：背部，第11胸椎棘突下，旁开1.5寸。

准备工具：艾条、打火机、热毛巾。

艾灸方法

1.患者取坐位，将神门、心俞、内关、太溪、百会等穴位充分暴露后，用热毛巾擦拭清洁。

2.将艾条燃着一端，对准神门、心俞、内关、太溪、百会等穴位施灸，每次选2或3穴。先反复测度距离，至患者感觉局部温热舒适而不灼烫，即固定不动（一般距皮肤3厘米）。以患者觉局部温热，术者视之泛红但不致烫伤皮肤为度，每穴施灸15分钟。肝气郁结者加灸太冲穴和行间穴；肾虚加灸三阴交及命门穴；心脾两虚加心俞穴和脾俞穴。

3.用热毛巾擦拭熏灸穴位。每日1次，10次为1个疗程。

高血压

高血压是指在静息状态下动脉收缩压和（或）舒张压增高，常伴有心、脑、肾、视网膜等器官功能性或者器质性改变以及脂肪和糖代谢紊乱等现象，分为原发性高血压症和继发性高血压症。高血压的发生一方面与遗传因素（家族遗传）有关，另一方面也可以是后天的环境（肥胖）、饮食、（过分摄取盐分、过度饮酒、过度食用油腻食物）、药物等因素使高级神经中枢调节血压的功能紊乱所引起。

临床症状

1. 头晕： 有些患者的头晕是一过性的，常在突然下蹲或起立时出现，有些是持续性的。

2. 头痛： 多为持续性钝痛或搏动性胀痛，甚至有炸裂样剧痛。

3. 精神症状： 烦躁、心悸、失眠、注意力不集中、记忆力减退。

4. 神经症状： 肢体麻木，常见手指、足趾麻木症或皮肤如蚁行感或项背肌肉紧张、酸痛。

预防措施

1. 保持精神愉快。 紧张、焦虑、烦恼等不良情绪郁而不发，会使血压上升并迟迟不降。因此中老年人应避免情绪波动，树立积极向上的乐观主义精神，偶遇烦恼之事，可通过与医生或与至亲好友交谈，以宣泄心中的不快，力求稳定自己的情绪。

2. 合理安排工作。 高血压患者，工作不宜太劳累，尤其不宜熬夜，并且注意适当改善学习、工作环境，以减少对人体的不良刺激，经常保持室内空气新鲜和环境安静；工作中出现头晕、神疲等症状时，可以暂时闭目养神，休息片刻，或做些工间操，以调剂一下精神，减少疲劳。

3．保持良好睡眠。高血压病患者，常常睡眠不佳，致血压波动很大，因此平时生活要有规律，保证充足的睡眠。正确的睡眠姿势以右侧卧位最好，微屈双腿；为保证良好的睡眠质量，晚餐不宜吃得过饱，不宜饮刺激性饮品，如浓茶、咖啡等；睡前不宜看情节紧张的电视或书籍，更不宜打麻将，避免出现过度兴奋、愤怒、烦恼等不良情绪。

4．合理饮食。平日宜食用低盐低脂肪饮食，每日限钠盐 5～6 克，忌一切过咸食物，如虾米、腊制品、松花蛋、咸蛋等。戒除烟酒，多食蔬菜、水果。肥胖者通过适当节食以减轻体重，对预防血压升高有积极意义。

5．加强锻炼。体育锻炼可使血管扩张，增强肾功能，促进钠的排出，同时还可以减轻体重，降低血脂，减少心脑血管并发症的发生发展。运动以气功和太极拳最为适宜，实践证明，它们对降低血脂有效，坚持时间越久，疗效也越好。

6．避免寒冷刺激。寒冷刺激能引起交感神经兴奋、全身毛细血管收缩、外周阻力增加、动脉血压升高，极易导致脑溢血等。因此，在气温骤然变化、寒潮突然来临时，需注意保暖，增强机体适应能力，以防血压升高。

饮食注意

　　√高血压患者宜选用具有降低胆固醇作用的中药材和食材，如黑芝麻、大豆、南瓜、兔肉、大蒜、黄精、决明子、山楂、灵芝、枸杞子、杜仲、玉米须、大黄、何首乌等。

　　√宜选用具有清除氧自由基作用的中药材和食材，如苍耳子、女贞子、丹参、五加皮、芦笋、洋葱、芹菜、蘑菇、大蒜、禽蛋等。

　　√选择膳食纤维含量高的食物，可加速胆固醇排出，如糙米、玉米、小米、荠菜、绿豆等。

　　√维生素及钾等矿物质含量高的食物有降血压的功效，如芦笋、莴笋、苹果、梨、西瓜等。

　　√多食蔬菜、水果、鱼类等食物，保证充足的营养，少食肉类等高脂肪、高胆固醇食物。

　　√白天多喝水，晚餐少吃，宜吃易消化食物，还应配些汤类。

√ 宜适量饮茶，可平衡血压、软化血管、降血脂、扩张冠状动脉。

× 忌食高脂肪、高胆固醇、性温热、辛辣刺激的食物。

× 慎食含盐量高的食物，如咸鸭蛋、松花蛋、雪里蕻、苏打饼干、酱油等。

穴位保健

取穴： 涌泉、太冲、丰隆、太溪、足三里、神阙、内关、曲池。

涌泉穴： 位于人体的足底部，卷足时足前部凹陷处。

太冲穴： 位于足背侧，第1、第2趾跖骨连接部位中。

丰隆穴： 位于小腿前外侧，当外踝尖上8寸。

太溪穴： 位于足内侧，内踝后方，当内踝尖与跟腱之间的凹陷处。

足三里穴： 位于外膝眼下3寸，距胫骨前嵴1横指，当胫骨前肌上。

神阙穴： 位于脐窝，即肚脐。

内关穴： 位于前臂正中，腕横纹上2寸，在桡侧腕屈肌腱同掌长肌腱之间。

曲池穴： 横纹头外端凹陷处，屈肘尺泽穴与肱骨外上髁连线之中点。

准备用具： 艾条、打火机、毛巾。

艾灸方法

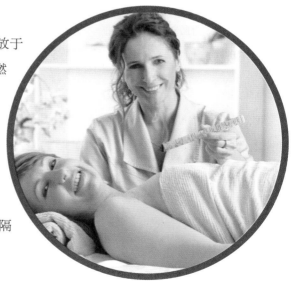

1.患者取仰卧位，双手平放于身体两侧，掌心朝上，医者点燃艾条，选用艾卷温和灸法，让艾条燃着的一端与施灸部位的皮肤保持2～3厘米的距离，使患者有温热感而无灼痛感。

2.按顺序找准以上穴位，每穴每次灸治20分钟，每日或隔日灸治1次。

高脂血症

高脂血症（HLP）是血脂异常的通称，如果符合以下一项或几项，就患有高脂血症：总胆固醇、三酰甘油过高；低密度脂蛋白胆固醇过高；高密度脂蛋白胆固醇过低。可分为原发性高脂血症和继发性高脂血症。高脂血症的发生与遗传因素，高胆固醇、高脂肪饮食有关，也可由于糖尿病、肝病、甲状腺疾病、肾病、肥胖症、痛风等疾病引起。长期精神紧张以及长期服用某种药物也会导致高脂血症。

临床症状

1. 轻度高脂血症： 患者一般无明显的自觉症状，部分患者仅有轻度的头晕、神疲乏力、失眠健忘、肢体麻木、胸闷、心悸等症，常在体检化验血液时发现高脂血症。另外，高脂血症常常伴随着体重超标与肥胖。

2. 重度高脂血症： 头晕目眩、头痛、胸闷、气短、心慌、胸痛、乏力、口眼喎斜、不能说话、肢体麻木等症状，最终会导致冠心病、脑卒中等严重疾病。

预防措施

1．积极防治原发疾病。 可有效地预防继发性高脂血症。

2．饮食预防。 饮食结构对防治本病有十分重要的意义。平时应以低糖、低脂、低胆固醇饮食为主，少食动物性脂肪、全脂奶粉、奶油、奶酪、黄油、动物内脏、动物脑、鱼子、蛋黄、饱和植物油（如棕榈油、椰子油等），提倡多食鱼和贝类、谷类、豆类、蔬菜、水果，同时少饮酒或不饮酒。

3．加强体育锻炼。 积极参加体育活动，避免久坐、久卧，以防脂肪蓄积而肥胖。

4．保持心情舒畅。 避免抑郁恼怒，以防肝郁气滞而致气滞津停，痰湿内生而发本病。

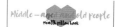

5．药膳防治。常吃鲜连皮冬瓜，可降脂减肥；黑木耳烧瘦肉，有活血降脂之功；红豆煮粥常服，可防治高脂血症及肥胖症；常吃山楂片，可消食降脂。

饮食注意

√高脂血症患者宜选用具有抑制脂肪吸收的中药材和食材，如玉米须、苍耳子、薏苡仁、佛手、泽泻、山药、苍耳子、大枣等。

√宜选用具有抑制肠道吸收胆固醇作用的中药材和食材，如木耳、魔芋、黄瓜、薏苡仁、决明子、金银花、蒲黄、大黄、栀子、紫花地丁等。

√宜增加不饱和脂肪酸的摄入，以降低血脂，保护心血管系统，富含不饱和脂肪酸的食物有小米、绿茶、海鱼等。

√多食富含植物固醇的食物，如小麦、玉米、大豆等。

√多食富含维生素、矿物质和膳食纤维的新鲜水果和蔬菜，如苹果、西红柿、圆白菜、胡萝卜等。

√适量饮茶，茶叶中含有的儿茶酸可增强血管的柔韧性，可预防血管硬化。

穴位保健

取穴：膻中、上脘、中脘、建里、气海、关元。

膻中穴：位于体前正中线，两乳头连线之中点。

上脘穴：位于上腹部，前正中线上，脐中上 5 寸。

中脘穴：位于上腹部，前正中线上，脐中上 4 寸。

建里穴：位于上腹部，前正中线上，脐中上 3 寸。

气海穴：位于下腹部，前正中线上，脐中下 1.5 寸。

关元穴：位于下腹部，前正中线上，脐中下 3 寸。

按摩方法

1.患者取仰卧位，医者先用右手手掌按摩全腹，顺、逆时针各 36 次。

2.患者取仰卧位，医者将食指、中指、无名指并拢，三指指腹放于胸前正中膻中穴上，按揉 1 ~ 2 分钟。

3.患者取仰卧位，医者将食指、中指、无名指并拢，推揉上腹部的上脘穴、中脘穴、建里穴、气海穴、关元穴，由上至下，2 ~ 3 分钟。

糖尿病

　　糖尿病是由各种致病因子作用于机体导致胰岛功能减退、胰岛素抵抗等而引发的糖、蛋白质、脂肪、水和电解质等一系列代谢紊乱综合征，临床上以高血糖为主要特点。导致糖尿病的原因有很多种，除了遗传因素以外，大多数是由不良的生活和饮食习惯造成的，如饮食习惯的变化、肥胖、体力活动过少和紧张焦虑都是糖尿病的致病原因，部分患者是长期使用糖皮质激素药物引起。

临床症状

　　1. "三多一少"：多食、多尿、多饮，体重减少。

　　2. 血糖高：空腹血糖≥ 7.0 毫摩尔 / 升；餐后两小时血糖≥ 11.1 毫摩尔 / 升。

　　3. 其他症状：眼睛疲劳、视力下降；手脚麻痹、发抖，夜间小腿抽筋，神疲乏力、腰酸等。

预防措施

　　1. 合理饮食。中医认为过食肥甘厚味（即高脂肪、高蛋白之品）易酿成内热，而损耗肺、胃、肾之阴液。因此，中老年人切忌暴饮暴食、大吃大喝。平时应以米、面、豆类等清淡素食为主，尤宜多食含维生素丰富的新鲜蔬菜。

　　2. 多食瓜果。新鲜瓜果及干果均是含果糖较多的食品，也是含维生素多的食品，故可以有选择的常食。

　　3. 劳逸适度。人类生活中应该有劳有逸，劳逸适度。如果多逸少劳，四肢不勤，则身体肥胖，可使糖代谢紊乱，容易引起糖尿病。反之，整日劳累，不暇少息，精神高度紧张，身体极度疲劳，亦可使糖代谢紊乱而导致糖尿病。因此，劳逸结合是预防糖尿病的措施之一。

饮食注意

√糖尿病患者宜选用具有降低血糖浓度功能的中药材和食材，如苦瓜、黄瓜、洋葱、南瓜、荔枝、番石榴、银耳、木耳、玉米、麦麸、牡蛎、菜心、花生米、鸭肉、大蒜、柚子、黄精、葛根、玉竹、枸杞子、白术、何首乌等。

√宜选用高蛋白、低脂肪、低热量、低糖食物，如乌鸡、兔肉、银鱼、鲫鱼、蛋清、菌菇类食物等。

√糖尿病患者的膳食要多样化，营养要均衡，多食粗粮、蔬菜。

√宜少食多餐，少细多粗，少荤多素，少肉多鱼，少油多清淡，少吃零食。

× 忌煎、炸等烹调方法，多用蒸、煮、拌、卤等方法来烹制菜肴，可减少油脂的摄入量。

× 忌食糖分含量高的食物，忌油脂过多的食物。

穴位保健

取穴： 大杼、膀胱俞、太溪、三阴交。

大杼穴： 位于背部，当第 1 胸椎棘突下，旁开 1.5 寸。

膀胱俞穴： 位于骶部，当骶正中嵴旁 1.5 寸，平第 2 骶后孔。

太溪穴： 位于足内侧，内踝后方，当内踝尖与跟腱之间的凹陷处。

三阴交穴： 位于小腿内侧，当足内踝尖上 3 寸，胫骨内侧缘后方。

准备用具： 刮痧板、经络油、热毛巾。

刮痧方法

1. 患者取俯卧位，医者在患者背部和骶部需要刮痧的部位涂抹适量的经络油。

2. 医者先刮拭背部大杼穴，力度适中，刮拭 30 次，可不出痧。

3. 刮拭骶部膀胱俞穴，力度微重，以出痧为度。

4. 刮拭小腿内侧三阴交穴，力度微重，以皮肤潮红为度。

5. 刮拭足内侧太溪穴，力度适中，以皮肤潮红度。

6. 刮痧完毕后用热毛巾将患者身上的经络油擦拭干净。

冠心病

冠状动脉粥样硬化性心脏病，简称冠心病，是冠状动脉粥样硬化病变致使心肌缺血、缺氧的心脏病，分为隐匿性冠心病、心绞痛型冠心病、心肌梗死型冠心病和猝死型冠心病四种类型。冠心病是多种疾病因素长期综合作用的结果，不良的生活方式在其中起了非常大的作用。人在精神紧张或激动、发怒时容易导致冠心病；肥胖者容易患冠心病；吸烟是引发冠心病的重要因素。

临床症状

1. 胸痛：疼痛的部位主要在心前区，常放射至左肩、左臂内侧达无名指和小指，胸痛常为压迫、发闷或紧缩性，也可有烧灼感。

2. 诱发因素：发作常由体力劳动或情绪激动（如愤怒、焦急、过度兴奋等）所激发，饱食、寒冷、吸烟、心动过速等亦可诱发。

3. 缓解方式：疼痛持续 3 ~ 5 钟后会逐渐缓解，舌下含服硝酸甘油也能在几分钟内使之缓解。

预防措施

1．合理饮食。在日常饮食中，应严格控制热量的摄入，少吃多餐，不宜过饱，以低脂低盐饮食为主，限制摄入含有大量胆固醇的食物，如肥肉、动物内脏、蛋黄、对虾、鱼子、奶油、巧克力、腊肠等；饮酒可促进肝脏合成胆固醇，应加以控制；少吃精制糖（纯糖、甜点心、果子酱、蜜饯等）；多吃新鲜蔬菜和水果。冠心病患者还应注意避免饱食，尤其是在运动和感受冷空气之后不宜吃得过饱；进食速度也不宜过快；进餐前应休息好，饭后应休息30 ~ 40分钟，最忌饭后立刻活动。

2．戒烟。吸烟可使冠心病的发病危险明显增加，还可促使血栓形成，增加心肌氧耗量，诱发心绞痛发作，使心肌梗死发病率和冠心病猝死率明显增加，所以应尽早彻底戒烟。

3. 坚持锻炼。通过锻炼，人体的肌肉、内脏器官和神经系统的功能加强，有利于心脏冠状动脉侧支循环的建立、血液循环量加大，这样就可以充分保障身体新陈代谢的需要，降低血脂含量并可防止体重增加。锻炼时应注意每次运动时间不少于30分钟，每周不少于3次。

4. 治疗相关疾病。高脂血症、高血压、糖尿病、肥胖症、肾病综合征等与冠心病有着密切关系。因此，要预防冠心病的发生和发展，就要积极治疗这些相关疾病。

5. 定期检查。存在冠心病危险因素的中老年人，应定期监测血压、血脂、血糖、心率、心律、心电图，必要时做运动试验和动态心电图，以便及早发现病情。

6. 保持情绪稳定。平日要注意控制自己的情绪，回避不愉快的人和事，尽可能从不高兴的情绪中解脱出来。不少冠心病患者猝死就发生在生气、争吵等精神过度紧张中，应引以为戒。

7. 避免过冷过热。夏天尽量少吹冷气，冷气可以突然引起心绞痛。洗澡宜用温水，避免用过热过冷的水，过热使心率加快，过冷使血压升高，对心脏均不利；避免吃过热过冷的食物，如热汤、冰淇淋等。

饮食注意

√冠心病患者宜选择具有扩张冠脉血管作用的中药材和食材，如玉竹、牛膝、天麻、香附、西洋参、红花、菊花、山楂、大枣、洋葱、猪心等。

√宜选择具有促进血液运行，预防血栓作用的中药材和食材，如丹参、红花、三七、当归、延胡索、益母草、香附、郁金、枸杞子、海鱼、木耳、蒜等。

√多吃含有抗氧化物质的食物，如脱脂牛奶、豆制品、芝麻、山药等。

√多吃膳食纤维含量较高的食物，如杂粮、蔬菜、水果等。

√饮食宜清淡、易消化，多食蔬菜和水果，少食多餐，晚餐量宜少。

× 忌吃高胆固醇、高脂肪的食物，如螃蟹、肥肉、蛋黄等，否则会诱发心绞痛、心肌梗死。

× 忌喝浓茶、咖啡，少食油腻及富含、糖类的食物。

Middle-aged and old people
Health pillow book
中老年健康枕边书

× 戒烟少酒。吸烟是造成心肌梗死、脑卒中的重要因素，应绝对戒烟，少量饮啤酒、黄酒、葡萄酒等低度酒可促进血脉流通，气血调和，但不能喝烈性酒。

穴位保健

取穴： 大椎、心俞、神堂、巨阙、膻中、气海、关元、内关、足三里。

大椎穴： 位于人体的颈部下端，第 7 颈椎棘突下凹陷处。

心俞穴： 位于背部，当第 5 胸椎棘突下，旁开 1.5 寸。

神堂穴： 位于背部，当第 5 胸椎棘突下，旁开 3 寸。

膻中穴： 位于体前正中线，两乳头连线之中点。

巨阙穴： 位于上腹部，前正中线上，当脐中上 6 寸。

气海穴： 位于下腹部，前正中线上，脐中下 1.5 寸。

关元穴： 位于下腹部，前正中线上，脐中下 3 寸。

内关穴： 位于前臂掌侧，腕横纹上 2 寸，在桡侧腕屈肌腱同掌长肌腱之间。

足三里穴： 位于外膝眼下 3 寸，距胫骨前嵴 1 横指，当胫骨前肌上。

按摩方法

1. 患者取俯卧位，医者将右手中指指腹放于大椎穴上，用力按揉 1～2 分钟。

2. 患者取俯卧位，医者将双手的食指、中指、无名指并紧放于心俞穴（左右）上点揉 3 分钟。神堂穴用同样的手法操作。

3. 患者取仰卧位，医者将食指、中指、无名指并拢，三指指腹放于膻中穴上，按揉 1～2 分钟。

4. 患者取仰卧位，医者将食指、中指并拢，放于上腹部巨阙穴上，点揉 3 分钟。

5. 患者取仰卧位，医者将食指、中指并拢，放于下腹部气海穴上，轻揉 5 分钟。关元穴用同样的手法操作。

6. 患者取仰卧位，掌心朝上，医者伸出双手大拇指放于患者两侧前臂正中的内关穴上，双手其余四指半握附于手臂上，揉按 3～5 分钟，以局部有酸痛感为宜。

7. 取坐位或仰卧位，医者伸出双手大拇指指尖，放于患者下肢双侧足三里穴上，双手其余四指附于患者小腿腿腹上，微用力压揉 3 分钟。

肩周炎

　　肩关节周围炎又称漏肩风、冻结肩，简称肩周炎，多是软组织的退行性病变、长期过度活动、持续不正确的姿势、外伤因素或者其他引起肩部肌肉的痉挛、缺血、萎缩的疾病等导致的。本病早期肩关节呈阵发性疼痛，常因天气变化及劳累而诱发，以后逐渐发展为持续性疼痛，逐渐加重，且昼轻夜重，夜不能寐，不能向患侧卧，肩关节活动受限。肩部受到牵拉时，会引起剧烈疼痛。本病多发于40岁以上人群，且女性发病率略高于男性。

临床症状

　　1. 肩部疼痛：呈钝痛、刀割样痛或撕裂样剧痛，阵发性发作，昼轻夜重，多因气候变化或劳累后加重，疼痛可向颈项及上肢（特别是肘部）扩散。

　　2. 肩关节活动受限：肩关节向各方向活动均受限，以外展、上举、内外旋更为明显，特别是梳头、穿衣、洗脸、叉腰等动作均难以完成，严重时肘关节功能也可受影响。

　　3. 怕冷：患肩怕冷，不少患者终年用棉垫包肩，暑天也不敢吹风。

　　4. 肌肉痉挛与萎缩：肩周围肌肉早期可出现痉挛，晚期可发生肌肉萎缩。

预防措施

　　1. 体育锻炼。由于本病与肌腱、韧带、关节囊的退行性变有关，中老年人应开展肩部及上肢的各种功能活动，可预防本病的发生，并能缓解症状，下面介绍几种简单的体育锻炼方法。

　　（1）肩部运动法。

　　①两上肢高举法：取站立位，两足横跨同肩宽，双手下垂置于身侧。肩部放松，两上肢分别上举，一举一落为1次，各做12次。肩关节在矢状轴上运动，增强

了肩部肌肉力量，可预防肩周炎的发生。

②**前后伸推法**。取站立位，双手握拳，掌心向上，置于腋下，然后手立掌，掌心朝前，并向正前方推出。双手交替进行。其可改善肩肘关节功能，预防肩周炎及肩软组织粘连等。

③**肩臂旋转法：**两足分开，略宽于肩，一手叉腰，另一手握拳做肩部环转运动，如同车轮环转，先向前环转数次，再向后环转数次。其作用主要是使关节及其周围的软组织松弛，以防粘连。

（2）上肢运动法。

①**两上肢外展内收法：**取站立位，两足横跨同肩宽，两上肢外展，平伸，高度同肩，用力外展后再内收，双手交叉置于两侧肩部，如此反复进行。其作用是使肩关节在横轴面上运动，增强肩部肌力，扩大肩关节活动范围，防止粘连。

②**双肩外展法：**取站立位，两手指交叉放于枕骨后，使两肩臂内收，然后再尽量外展。其作用是锻炼肩关节的外展、内旋功能，缓解粘连，预防和缓解功能障碍。

③**手指爬墙法：**两足分开，面对墙壁站立，双手指分开扶在墙上，五指用力慢慢向上爬行，使上肢逐渐高举，然后五指用力，慢慢向下爬行复原。其可练习肩关节高举运动，防治各种原因引起的肩关节功能障碍。

2．加强饮食营养。加强饮食营养以增强机体抗御疾病的能力，并注意保暖，常用护肩，防御风寒侵袭。

3．积极治疗原有疾病。对原有心脏、肺部疾患应积极治疗，保持健康体质。

饮食注意

√发病期间，应选择具有温通经脉、祛风散寒、除湿镇痛作用的中药材和食物，如附子、丹参、鸡血藤、川芎、羌活、枳壳、蕲蛇、蚕沙、川乌、肉桂、桂枝、黄檗、胆南星、两面针、青风藤、薏苡仁、细辛、木瓜、葱、花椒、樱桃、木瓜、胡椒、羊肉、狗肉、生姜等。

√静养期间则应以补气养血或滋养肝肾等扶正法为主，宜吃当归、桑葚、葡萄、栗子、黄鳝、鲤鱼、牛肝、大枣、阿胶等。

√饮食宜清淡、易消化，少食寒凉生冷食物。肩部怕冷者可在菜肴中放入少许生姜、花椒、茴香等调味料，这些都有散寒祛湿的作用。

√要加强营养，补充足够的钙质。营养不良可导致体质虚弱，而体质虚弱又常导致肩周炎。

√寒湿型肩周炎患者可多食温补散寒的食物，如羊肉、狗肉、生姜、花椒等。

穴位保健

取穴：缺盆、云门、肩井、天宗、肩髃、手五里。

缺盆穴：位于人体的锁骨上窝中央，距前正中线 4 寸。

云门穴：位于胸前壁的外上方，肩胛骨喙突上方，锁骨下窝凹陷处，距前正中线 6 寸。

肩井穴：位于肩上，前直乳中穴，当大椎穴与肩峰端连线的中点上。

天宗穴：位于肩胛部，当冈下窝中央凹陷处，与第 4 胸椎相平。

肩髃穴：位于臂外侧，三角肌上，臂外展，或向前平伸时，当肩峰前下方向凹陷处。

手五里穴：位于臂外侧，当曲池与肩髃连线上，曲池上 3 寸处。

按摩方法

1.患者取坐位，医者双手食指、中指并紧，放于患者缺盆穴上，揉按 2 分钟。

2.患者取仰卧位，医者双手食指、中指、无名指并紧，放于患者云门穴上揉按，以局部酸胀为宜。

3.患者取坐位，医者将双手大拇指、食指、中指指腹放于肩井穴上，捏揉 3 分钟。

4.患者取俯卧位，医者伸出双手大拇指放于患者的天宗穴上，其余四指握拳，用力揉按 3 分钟。

5.患者取坐位，医者伸出双手大拇指分别放于患者的肩髃穴、手五里穴上揉按，其余四指附于患手臂上，以局部酸胀为宜。

Middle-aged and old people
health pillow book
中老年健康枕边书

慢性支气管炎

慢性支气管炎是由于感染或非感染因素引起的气管、支气管黏膜及其周围组织的慢性非特异性炎症。临床可出现连续 2 年以上，每次持续 3 个月以上的咳嗽、咳痰或气喘等症状。化学气体（如氯、氧化氮、二氧化硫等烟雾）对支气管黏膜有刺激和细胞毒性作用；吸烟为慢性支气管炎最主要的发病因素；呼吸道感染是慢性支气管炎发病和加剧的另一个重要因素。

临床症状

1. 咳嗽：初咳有力，晨起咳多，白天少，睡前常有阵咳，合并肺气肿咳嗽多无力。

2. 咳痰：清晨、夜间较多痰，呈白色黏液或浆液泡沫性，偶有血丝，急性发作并细菌感染时痰量增多且呈黄稠脓性痰。

3. 气喘：慢性支气管炎反复发作后，可出现过敏现象而发生喘息，症状加剧或继发感染时，常像哮喘样发作，气急不能平卧。呼吸困难一般不明显，但并发肺气肿后，随着肺气肿程度增加，则呼吸困难逐渐加剧，以中老年人多见。

预防措施

1. 锻炼身体，提高抗病能力。提高人体呼吸道抗病能力的措施主要是"三

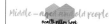

锻炼"，即通过体育锻炼、耐寒锻炼和呼吸锻炼增强体质，达到少发病或不发病的目的。较为适宜的体育锻炼是气功、太极拳、体穴按摩和一些简单的保健操，中老年人根据体力可逐渐增加活动量。中老年人的耐寒锻炼可从用冷水擦洗鼻子开始，逐步扩大到用冷水擦洗脸和颈部。呼吸锻炼主要指腹式呼吸的锻炼。

2．戒烟。对于慢支患者来说应该戒烟，戒烟后一般可使症状减轻或消失、病情缓解，甚或痊愈。

3．防寒保暖，预防感冒。寒冷季节，着衣以保暖为度，但也不可穿得太厚实。因为衣服过多不利于耐寒锻炼，而且稍一活动就会出汗，反而容易导致感冒。

4．注意饮食营养。适当摄入一些营养丰富、蛋白质和维生素含量较高的食物，如豆类、瘦肉、蛋类。病人的饮食应清淡些，不要吃得太咸或太甜，酸辣等刺激性食物和油腻食物应少吃。

饮食注意

√慢性支气管炎患者宜选择有抑制病菌感染的中药材和食材，如杏仁、百合、知母、枇杷叶、桔梗、丹参、川芎、黄芪、梨等。

√宜吃健脾养肺、补肾化痰的中药材和食物，如桑白皮、半夏、金橘、贝母、鱼腥草、百部、核桃、柚子、栗子、猪肺、人参、花生、白果、山药、杏仁、无花果、银耳等。

√长期大量咳痰者，蛋白质消耗较多，宜给予高蛋白、易消化的饮食，如鸡蛋、鸡肉、瘦肉、牛奶、鲫鱼等。

√经常进食新鲜蔬菜水果，以确保对维生素C的需要，可增强机体的免疫力；适当进食含维生素的食物，如鸡蛋、瘦肉、牛奶、鱼类、豆制品等，有保护呼吸道黏膜的作用。

√寒冷季节应补充一些含热量高的肉类暖性食品以增强御寒能力，可适量进食羊肉、狗肉、生姜等。

√应少量多次饮水，每日饮水量不少于1500毫升，以稀释痰液，有利于排出。

√戒烟，还要避免被动吸烟。因为烟中的化学物质如焦油、尼古丁、氰氢酸等既可引起支气管的痉挛，增加呼吸道阻力，还会致癌。

Middle-aged and old people
Health pillow book
中老年健康枕边书

× 忌吃油腻黏糯、助湿生痰的食物,如肥肉、香肠、糯米等。

× 食物不可太咸,忌油炸、肥肉等易生痰的食物,忌食难消化的食物。

穴位保健

选用穴位: 肺俞、膏肓、定喘、胆俞、膈俞、大椎、天突、膻中。

肺俞穴: 背部,第 3 胸椎棘突下,旁开 1.5 寸。

膏肓穴: 背部,当第 4 胸椎棘突下,旁开 3 寸。

定喘穴: 背部,第 7 颈椎棘突下,旁开 0.5 寸。

胆俞穴: 背部,当第 10 胸椎棘突下,旁开 1.5 寸。

膈俞穴: 背部,当第 7 胸椎棘突下,旁开 1.5 寸。

大椎穴: 颈部下端,第 7 颈椎棘突下凹陷处。

天突穴: 颈部,当前正中线上,胸骨上窝中央。

膻中穴: 体前正中线,两乳头连线之中点。

准备工具: 艾柱、蒜、打火机、热毛巾。

艾灸方法

1.取新鲜独头大蒜,切成厚 0.1 ~ 0.3 厘米的蒜片,用针在蒜片中间刺数孔;或以新鲜大蒜适量,捣如泥膏状,制成厚 0.2 ~ 0.4 厘米的圆饼,大小按病灶而定。

2.用热毛巾擦拭肺俞、膏肓、定喘、胆俞、膈俞、大椎、天突、膻中等穴位。

3.每次取 2 ~ 4 穴,将蒜片或蒜泥置于以上穴位,上方悬艾柱施灸,每次可灸 5 ~ 7 壮,每日或隔日 1 次,也可每日 2 次,6 次为一疗程,疗程间隔 1 ~ 2 日。外感咳嗽加风池、合谷、列缺;肝火咳嗽加阳陵泉、行间、尺泽;脾虚咳嗽加中脘、足三里、丰隆、阴陵泉、脾俞;阴虚咳嗽加太溪、三阴交。

慢性胃炎

慢性胃炎是指胃黏膜炎症，是一种常见病，其发病率在各种胃病中占据首位。本病可发生于各年龄段，十分常见，男性多于女性，而且随年龄增长，发病率逐渐增高。现代医学认为，幽门螺旋杆菌感染、经常进食刺激性食物或药物引起胃黏膜损伤、高盐饮食、胃酸分泌过少以及胆汁反流等，都是引起慢性胃炎的因素。

临床症状

1. 慢性浅表性胃炎：是慢性胃炎中最常见的类型，表现为上腹疼痛，疼痛多数无规律、腹胀、嗳气等。多数患者可无症状。

2. 慢性萎缩性胃炎：有些慢性萎缩性胃炎患者可无明显症状，但大多数患者可有上腹部灼痛、胀痛、钝痛或胀满、痞闷，尤其在进食后更明显，伴食欲不振、恶心、嗳气、便秘或腹泻等症状。

3. 慢性糜烂性胃炎：起病往往较急且重，可出现上消化道大出血、呕血、黑便，甚至休克，出血停止后常易复发，患者常伴有贫血症状。

预防措施

1. 积极治疗急性胃炎。患有急性胃炎者应积极治疗，且应尽量彻底治愈，以防其向慢性胃炎转化。

2. 忌食辛辣刺激之物。平时应少食或不食对胃黏膜有刺激的食物和药物，养成良好的饮食习惯。勿饮烈性白酒或长期饮酒，不空腹饮酒，不抽烟，少喝浓茶、咖啡，饮食冷热适度，避免过饱过饥，做到饮食定时、定量，这些均是中老年人平常生活中必须注意的问题。

3. 饮食营养丰富。中老年人消化系统的消化、吸收功能较年轻人差，容易引起消化不良，故其饮食宜营养丰富、易消化吸收，避免蛋白质和 B 族维生素的

缺乏。

饮食注意

√细嚼慢咽，使食物与唾液充分混合，有利于消化；减少对胃部的刺激。

√饮食宜按时定量、营养丰富，多食维生素含量丰富的食物。

√宜食具有补脾健胃、保护胃黏膜作用的食物，如糯米、西谷米、大枣、饴糖、菱角、山药、扁豆、花生、番薯、牛肉、牛肚、羊肉、羊肚、狗肉、鸡肉、兔肉、黄鳝、蚶、鲫鱼、大麦、樱桃、香菇、猴头菇等。

× 忌服浓茶、浓咖啡，少吃刺激性食物，戒烟忌酒。

穴位保健

取穴： 中脘、内关、外关、手三里、足三里。

中脘穴： 位于上腹部，前正中线上，当脐中上4寸。

内关穴： 位于前臂掌侧，腕横纹上2寸，在桡侧腕屈肌腱同掌长肌腱之间。

外关穴： 位于前臂背侧，当阳池与肘尖的连线上，腕背横纹上2寸，尺骨与桡骨之间。

手三里穴： 位于前臂背面桡侧，当阳溪穴与曲池穴连线上，肘横纹下2寸处。

足三里穴： 位于外膝眼下3寸，距胫骨前嵴1横指，当胫骨前肌上。

按摩方法

1.患者取仰卧位，医者右手食指与中指并拢，其余三指弯曲握拳，两指指尖放于中脘穴上，以环形按揉2分钟，力度适中。

2.患者取仰卧位或坐位，双手伸直，医者将两手中指和大拇指分别放在患者左右手的外关穴和内关穴上，两指对合，用力按压1～2分钟。

3.患者取仰卧位，掌心朝下，医者将双手食指、中指、无名指放于患者双手肘关节外侧手三里穴处揉按3分钟。

4.患者取坐位或仰卧位，医者伸出双手大拇指指尖放于患者下肢双侧足三里穴上，双手其余四指附于患者小腿腿腹上，微用力压揉3分钟。

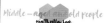

便秘

便秘是临床常见的复杂症状，而不是一种疾病，主要症状有排便次数减少、粪便干结、排便费力、粪便量减少等。上述症状同时存在两种以上时，即为便秘。中医认为，便秘的病因为燥热内结，或气滞不行，或气虚传送无力，或血虚肠道干涩，以及阴寒凝结等。而西医认为，引起便秘的原因包括疾病、药物、精神以及饮食等因素。

临床症状

1. 主要症状：大便次数减少，每2～3天或更长时间排便1次（或每周＜3次，间隔时间延长）；或时间正常，但粪质干燥，排出困难；或粪质不干，但排出不畅。

2. 全身症状：患者有腹胀、腹痛、食欲减退等症状，部分患者还伴有失眠、烦躁、多梦、抑郁、焦虑等精神心理障碍。

预防措施

1. 养成良好的卫生习惯。中老年人以慢性功能性便秘为多，平时养成定时排便习惯，有助于建立良好的排便条件反射，这样就不容易便秘。最好每日晨起后定时排便，这样有助于排去前一天的宿便积粪，有利于身体健康。

2. 常吃含纤维素丰富的食物。纤维素可以刺激大肠蠕动，对维持正常排便有重要作用。故此，中老年人的食谱中，既要营养丰富，亦要含有足够的纤维素，每日应进食含10克左右的纤维素食物。含有纤维素的食物主要有新鲜蔬菜水果、粗制粉面、粗制大米、玉米面等。

3. 加强体育锻炼。适度的体育活动可加强结肠的集团运动，有助于预防便秘。中老年人可常打太极拳，练习中华养生气功，参加适当的体力劳动，有目的地锻炼腹肌、肛提肌、膈肌等的肌力，如做俯卧撑、仰卧起坐、晨起反复进行深呼吸等。

4．勿滥服通便泻药。通便泻药可使结肠过度排空、结肠运动紊乱，降低便意形成的敏感度，易使某些一时性的便秘形成真正的便秘。故此，中老年人的某些急性便秘或一时性便秘，一般只使用温生理盐水灌肠即可，或使用通便药物，但得通则止，不可继续滥用，应养成自然排便的习惯。

饮食保健

√应选择具有润肠通便作用的食物，常吃含粗纤维丰富的各种蔬菜水果，如番薯、芝麻、南瓜、芋头、香蕉、桑葚、杨梅、甘蔗、松子仁、柏子仁、胡桃、韭菜、苋菜、马铃薯、慈姑、空心菜、落葵、茼蒿、青菜、甜菜等。

√多吃富含 B 族维生素以及膳食纤维的食物，如土豆、香蕉、菠菜、豆奶等。

穴位保健

取穴：支沟、足三里、三阴交、上巨虚。

支沟穴：位于前臂背侧，手背腕横纹中点直上 3 寸，尺骨与桡骨之间。

足三里穴：位于外膝眼下 3 寸，距胫骨前嵴 1 横指，当胫骨前肌上。

三阴交穴：位于小腿内侧，当足内踝尖上 3 寸，胫骨内侧缘后方。

上巨虚穴：位于小腿前外侧足三里穴下 3 寸处。

按摩方法

1.患者取坐位，掌心朝下，医者伸出双手大拇指指尖放于患者两侧前臂背侧的支沟穴上，微用力按压，以局部感到胀痛为宜，每次按压 5 分钟，每天 3 次。

2.患者取坐位或仰卧位，医者伸出双手大拇指指尖放于患者左右下肢足三里穴上，双手其余四指附于患者小腿腿腹上，微用力压揉 3 分钟。

3.患者取坐位或仰卧位，医者伸出双手大拇指指尖放于患者左右下肢上巨虚穴上，微用力压揉，以局部有酸胀痛为宜。

4.取仰卧，医者伸出双手大拇指指尖放于患者左右小腿内侧的三阴交穴上，微用力压揉 3 ~ 5 分钟。

老年性阴道炎

阴道炎是阴道黏膜及黏膜下结缔组织的炎症，常见的阴道炎有非特异性阴道炎、细菌性阴道炎、滴虫性阴道炎、霉菌性阴道炎及老年性阴道炎。老年性阴道炎常见于绝经后的老年女性，因卵巢功能衰退，雌激素水平降低，阴道壁萎缩，黏膜变薄，阴道内 pH 值上升，局部抵抗力降低，致病菌容易入侵繁殖引起炎症。

临床症状

1. 阴道分泌物增加，有时呈水样，感染严重时分泌物可转变为脓性并有臭味，偶有点滴出血。

2. 患者阴道有灼热感，下腹部下坠感明显，盆腔酸胀不适。

3. 如果累及前庭及尿道口周围黏膜，还可出现尿频、尿急、尿痛等尿道刺激症状。

4. 长期不愈的慢性炎症，又可发生两种结果：一种情况是阴道黏膜下结缔组织纤维化后，阴道失去弹性，疤痕形成，使阴道狭窄；另一种情况为阴道壁粘连形成阴道闭锁，甚至出现闭锁段以上阴道积脓而腐烂。

预防措施

1. 注意局部清洁卫生。便后及临睡前用温水进行清洗，穿着宽大棉质的内裤，保持局部干燥。

2. 浴盆、浴具及便盆要分开。在许可的条件下，厕所应改成蹲式，沐浴时以淋浴为好。

3. 积极就医。对已患病者，一定要积极治疗，以防转变成慢性。如果炎症属滴虫、霉菌等感染，还应做好隔离和消毒工作。

饮食注意

√阴道炎患者宜选用具有抗黏膜病变作用的中药材和食材，如桑葚、人参、芥菜、菠菜、鸡蛋、牛奶、青蒜、上海青等。

√宜选用具有抗阴道滴虫作用的中药材和食材，如白花蛇舌草、白鲜皮、地肤子、黄檗、苦参、薄荷、洋葱、葱等。

√饮食宜清淡，以免酿生湿热或耗伤阴血，宜食薏苡仁粥、绿豆汤、荞麦粥、燕麦粥、牛奶、鸡蛋、大豆及豆制品等。

×慎食生冷、辛辣、性热、刺激之物，如螃蟹、辣椒、羊肉、狗肉等。

×避免摄取富含单糖和酵母的食物，如蔗糖、乳酪、花生、水果干、红薯等。

穴位保健

取穴：关元、血海、三阴交、足三里、肾俞、命门。

关元穴：位于腹部前正中线上，脐中下3寸。

血海穴：位于骨前区，髌骨内缘上2寸，当股四头肌内侧头的隆起处。

三阴交穴：小腿内侧，当足内踝尖上3寸，胫骨内侧缘后方。

足三里穴：位于外膝眼下3寸，当胫骨前肌上。

肾俞穴：位于腰部，第2腰椎棘突旁开1.5寸处。

命门穴：位于腰部，当后正中线上，第2腰椎棘突凹陷处。

按摩方法

1.患者仰卧，用中指指腹在关元穴上用力向下按压。一按一松为1次，共60次。这种按压法在操作时一定要注意按压的强度与频率，不可过重、过急，应富有弹性。

2.以一手掌心贴于小腹部，另一手按其手背上，在皮肤表面以顺时针方向做回旋性的摩动，操作时指或掌不要紧贴皮肤，作用力温和而浅，仅达皮肤与皮下即可。以每分钟100次的频率有节律地摩动，约3分钟。

3.以两手四指交替叩击血海、三阴交、足三里等穴位，每穴各60次，反复施术5～7次。要求叩击手法轻巧，速度要快。

4.最后患者俯卧，操作者双手握拳，依次对准腰部的肾俞穴和命门穴进行轻叩，各20次，每日1次。